CÓMO ESTIMULAR A TU BEBÉ

50 actividades para fomentar su desarrollo

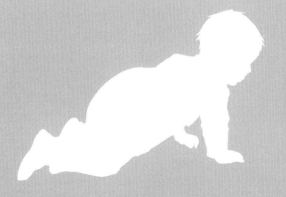

CÓMO ESTIMULAR A TU BEBÉ

50 actividades para fomentar su desarrollo

CARMEN ROMERO

Grijalbo

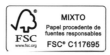
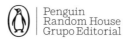

Primera edición: abril de 2023

© 2023, Carmen Romero Gallardo
© 2023, Penguin Random House Grupo Editorial, S.A.U.
Travessera de Gràcia, 47-49. 08021 Barcelona

Printed in Spain - Impreso en España

ISBN: 978-84-253-6400-6
Depósito legal: B-2.885-2023

Compuesto en Fotocomposición gama, sl

Impreso en Artes Gráficas, Huertas, S. A.
Fuenlabrada (Madrid)

GR 64006

A Camila y a sus padres,
por ser seres tan especiales

ÍNDICE

PRESENTACIÓN

¡Hola! Me llamo Carmen Romero y, antes de que empieces a leer este libro, me gustaría presentarme. Soy psicóloga infantil, educadora certificada en Disciplina positiva, experta en estimulación temprana y asesora del sueño infantil.

Los niños son mi gran pasión y siempre he estado rodeada de ellos. Nací en una familia muy numerosa de catorce hermanos y, más tarde, me convertí en madre de cuatro hijos. Tanto mis hermanos como mis hijos me dieron la oportunidad de aprender, crecer e impulsar mi actividad familiar y laboral. Desde siempre he tenido la gran suerte de estar muy relacionada con el mundo de la atención y la enseñanza de la primera infancia. Déjame que te cuente, a continuación, un poquito más sobre mi trayectoria.

Me licencié en Psicología por la Universidad Central de Barcelona y muy pronto me puse a trabajar en un centro especial de empleo con personas con discapacidad psíquica. Fue una experiencia maravillosa: los profesionales con los que compartí esos años vivían sus responsabilidades con pasión y, sobre todo, tuve la oportunidad de observar, por primera vez, la importancia de la familia en el desarrollo del individuo. La mayoría de las personas con discapacidad psíquica que traté seguían en casa de sus padres y era fácil identificar aquellos que habían disfrutado de un ambiente estimulante y una educación hacia la autonomía e independencia, y aquellos que, en cambio, habían sido sobreprotegidos.

Durante mi primer embarazo, por cuestiones de salud, estuve varias semanas en cama. Soy una persona activa y quedarme parada no fue fácil, así que decidí llenar mi tiempo con contenidos interesantes. Un buen día cayó en mis manos un libro sobre estimulación temprana. La lectura fue rápida y apasionante; se me abrió un mundo completamente desconocido para mí hasta ese momento. Después de ese primer libro vino otro y otro y otro... Me dediqué al estudio de obras y autores, de recursos y herramientas.

Al nacer mi primera hija me topé con la incompatibilidad de horarios entre trabajo y familia y, por eso, quise ampliar mi formación y ejercer una actividad laboral que me permitiera disfrutar de todas mis responsabilidades. Así que decidí iniciar la licenciatura en Magisterio. Pensé que trabajar en un colegio supondría tener el mismo horario que el de mis hijos, lo que me facilitaría mucho la vida.

Mi entusiasmo por la estimulación temprana siguió acompañándome durante esos años, y en el último curso de la facultad viajé a Filadelfia para formarme de una manera más completa en los Institutos para el Logro del Potencial Humano (IAHP por sus siglas en inglés). Sin lugar a duda, fue un punto de inflexión en mi carrera. Me fui con la intención de complementar mi aprendizaje y especializarme; sin embargo, estando allí, pronto entendí la enorme trascendencia del rol de los padres en el desarrollo físico, emocional e intelectual de los bebés. La voluntad de los Institutos era la de preparar a los progenitores para ser los maestros de sus hijos porque, según su visión, no hay nadie más adecuado, que quiera más y conozca mejor a un niño que sus propios padres.

Por aquel entonces, los Institutos estaban liderados por Glenn Doman, fisioterapeuta norteamericano muy reconocido, aunque, al mismo tiempo, algo polémico. En un principio, se impartían cursos para familias con niños con lesión cerebral y se ofrecían programas muy completos de estimulación para conseguir mejorar la calidad de vida de los pequeños pacientes.

La práctica la llevaba cada familia desde su casa y periódicamente tenían supervisiones presenciales para ir avanzando. La dedicación de las familias era muy exigente y se creaba un ambiente de rehabilitación que influía en todos sus miembros.

De esta manera, y tras años de trabajo, descubrieron que los hermanos de los pacientes se beneficiaban enormemente de la estimulación dentro del ámbito doméstico; comprobaron que estos lograban desarrollarse de una forma muy completa a nivel físico y cognitivo. Entonces fue cuando los Institutos decidieron diseñar también programas específicos para niños con un desarrollo neurotípico cuyo objetivo era potenciar al máximo sus capacidades.

Un día, durante mi estancia en Estados Unidos, me acerqué a Janet Doman, hija del fundador, y le expliqué mi situación. Yo ya era psicóloga, estaba terminando mis estudios de Magisterio y tenía mucho interés en aprender sobre estimulación temprana para trabajarla en las escuelas, pero también en poder compaginar mi vida laboral y familiar. Ella me escuchó y guardó silencio y, acto seguido, me preguntó si estaba dispuesta a educar y atender a otros niños y no a los míos. Sus palabras fueron un mazazo; cambiaron mi visión de golpe. Empezó a brotar en mí una nueva inquietud: quería poder ser yo la que disfrutara de mis hijos, deseaba educarlos y ofrecerles todos mis conocimientos. Sentí la necesidad de estar con mis hijos, volcar en ellos mi vocación y disfrutar de sus primeros años.

A mi regreso, afortunadamente, la situación familiar me permitió hacer un esfuerzo y dejar el trabajo para educar a mis hijos en casa durante la etapa infantil. Los primeros años son definitivos, y no quería conformarme con cualquier cosa: quería poder ofrecerles un ambiente rico, preventivo y potenciador de su desarrollo. Sabía a ciencia cierta que podía hacer mucho para favorecerlo y ayudar a que tuvieran una mochila llena de herramientas que les facilitaran el tener una vida más plena.

Educando a mis hijos en casa, pasamos unos años maravillosos siguiendo un programa supervisado por los Institutos (durante los cuales, nacieron mi tercer y cuarto hijo). No obstante, debo decir que la experiencia me fue permitiendo ajustar el contenido y el ritmo a mis preferencias y a las de ellos. Descubrí que la excelencia no es amiga de lo bueno, y que en la educación es de suma importancia evitar la rigidez y saber adaptarse a cada niño y su momento. Además, es fundamental priorizar el estado emocional del pequeño para que pueda progresar y aprender de una forma completa. Así pues, poco a poco, fui reformulando la intervención desde edades tempranas y dando mayor significación a la parte afectiva del niño y del cuidador.

Mis cuatro hijos crecieron con lo mejor que pudimos ofrecerles desde casa y, con los años, fueron entrando progresivamente en la escuela y yo me reincorporé al mundo laboral.

Actualmente, tengo mi propia consulta en Barcelona en la que atiendo de manera presencial y *online*. Colaboro también con diferentes centros de educación infantil por toda España e imparto formación a familias y profesionales del sector infantil, educativo y pediátrico.

¿Por qué este libro?

Si estás leyendo estas páginas es muy posible que seas madre o padre de un bebé o que te dediques profesionalmente a la crianza, salud o educación infantil. Si es así, ¡felicidades! Hay pocas cosas tan importantes como el cuidado y atención de los pequeños de la sociedad que serán nuestro futuro.

Durante los primeros años de educación, el tándem entre padres e hijos es el ideal. Luego, poco a poco, los niños necesitan otros referentes, y nosotros, como padres, también necesitamos espacios para realizarnos en otras áreas). Para ello, los padres precisamos seguridad, conocimientos y saber que lo estamos haciendo bien. Es una «profesión» demasiado importante como para no pisar fuerte desde el primer momento, aunque también es cierto que, por fortuna, la experiencia es un grado y esas dificultades de los padres primerizos van desapareciendo, y actúan cada vez con más decisión y convencimiento.

Así pues, toda formación es poca para ser padres. Por ejemplo, yo pensaba que, en mi caso, ser madre iba a ser una tarea sencilla: había estado siempre rodeada de niños y acostumbrada a pañales, biberones, papillas... Pero cuando se trata de tus propios hijos todo cambia. Un hijo te hace perder todo tipo de objetividad. Un hijo remueve todas tus emociones y reaviva muchas experiencias infantiles pasadas que no recordabas y que pueden influir mucho en tu forma de ser y de criar.

Una buena crianza significa establecer unos vínculos sanos con nuestros hijos y, sobre todo, crear un ambiente armónico que potencie su autonomía e independencia. Ser los maestros de nuestros hijos no es una tarea sencilla. A pesar de no requerir estudios, experiencia ni grandes conocimientos intelectuales, es fundamental saber transmitir ilusión y motivación por aprender y progresar. Se trata de acompañarlos, entenderlos, respetarlos y hacerlos crecer de la mejor manera posible. Además, es una oportunidad única para fortalecer el apego, intervenir en la resolución de conflictos, establecer límites... Todo ello para alcanzar un propósito: la felicidad de los niños y de la familia.

Por otro lado, al ir ejerciendo mi profesión día a día, he constatado sobre el terreno que los padres somos realmente importantes en todas las áreas de desarrollo de nuestros hijos. Podemos conseguir que nuestros hijos tengan un futuro mejor. Es cierto que la suerte es un factor importante, pero el esfuerzo, también. Un día, una amiga me dijo algo que no he olvidado: «Carmen, la suerte se pega al sudor». Y estoy totalmente convencida de esta afirmación. Por eso pienso que, cuando nuestros hijos alcanzan éxitos, no se trata solamente de azar, sino que ha habido una educación y un acompañamiento que ha posibilitado estos éxitos.

Por todos estos motivos, me gustaría poder llegar más lejos con este libro y difundir mi experiencia y conocimientos a todos aquellos que tengan interés. Con este objetivo en mente, he estructurado el contenido de manera que se entienda, primero, por qué es tan importante la estimulación durante los primeros años y, después, cómo aplicarla. Hablo de los diferentes tipos de estimulación y propongo actividades y recursos para poder llevarlos a la práctica. He intentado, en todo momento, explicarlo con un vocabulario sencillo. Asimismo, he incluido temas relacionados que no son propiamente de estimulación, pero sí son indispensables para un buen desarrollo, tales como la alimentación y el sueño.

Para terminar de aclarar cualquier duda, he querido añadir al final un resumen de las preguntas más frecuentes que suelen hacerme en consulta, cuyas respuestas estoy segura de que muchas familias agradecerán tener a mano de forma rápida y certera.

¡Espero que disfrutes de la lectura y que esta te ayude en el gran reto de ser padres!

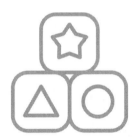

1
INTRODUCCIÓN

Genética y ambiente

Cada persona es diferente, nacemos con una genética y un potencial que desarrollar únicos, pero es común en todos que los primeros años de vida marquen nuestras capacidades. Si bien es cierto que la genética viene determinada por los genes y eso es algo difícil de modificar, por no decir imposible, también es verdad que el ambiente en el que crecemos nos condiciona. Las experiencias que tengamos de pequeños, sobre todo de los 0 a los 3 años, nos definirán y el entorno en el que nos desarrollamos los primeros años favorecerá o empobrecerá el futuro del individuo.

Así pues, no hay duda de que está en las manos de los adultos —y es nuestra responsabilidad— aprovechar estos maravillosos años para facilitar el desarrollo completo del bebé ofreciéndole el mejor ambiente y las máximas oportunidades para potenciar sus talentos y aptitudes. Y no podemos pensar que con cubrir sus necesidades básicas (alimentación, sueño, higiene...) es suficiente.

Durante mucho tiempo se creyó que lo único importante en el cuidado del bebé era que comiera y durmiera. Y por supuesto que es importante; pero no lo único. No obstante, debemos entender que el contexto de los siglos anteriores era de supervivencia. La tasa de mortalidad infantil era muy elevada y la perduración de la humanidad era la prioridad. Las parejas tenían muchos hijos porque contaban con que no todos alcanzarían la edad adulta. Aunque cueste creerlo, hace apenas cien años, cuando moría un bebé, los padres sufrían, pero sabían que esta era una de las cartas con las que jugaban al traer a un niño al mundo.

Afortunadamente, esto ya es historia en muchos países y nos permite ir más allá en la crianza y centrarnos en otros factores que favorezcan el desarrollo completo del bebé. Ofrecer un entorno rico abre un abanico de posibilidades y deja brillar todo el potencial con el que nace la persona.

Hace años vino al consultorio un niño de 18 meses con sus padres adoptivos. En este caso, los padres tenían poca información de la herencia genética de su hijo. El motivo de la consulta estaba relacionado con aspectos de la crianza. Al ser padres primerizos estaban hechos un mar de dudas en relación con la educación y el vínculo con su pequeño; necesitaban aprender cómo actuar en según qué situaciones. En una de las sesiones, noté que el niño tenía una habilidad singular con la música; seguía el son con un ritmo muy especial. Sin embargo, la familia y el entorno en que vivía, a pesar de ser más que adecuados, eran poco melómanos. El pequeño creció entonces alejado de cualquier ambiente musical. Al cabo del tiempo, la madre volvió a contactarme. Estuvimos hablando y me comentó que su hijo había empezado a tocar el piano por su cuenta, de forma autodidacta. Estaban gratamente sorprendidos del don que poseía para este instrumento y, dada la situación, habían decidido llevarlo a clases. La maestra no daba crédito. Por aquel entonces, el chico tenía 14 años. Era evidente que poseía una gran facilidad para la música, pero, por desgracia, no había podido manifestarla anteriormente, y habían transcurrido esos maravillosos años en los que podría haber potenciado y explotado ese gran talento.

Con este ejemplo que acabo de explicar, queda manifiesto, pues, que muchas de las capacidades con las que potencialmente nacemos puede ser que no se desarrollen y que eso no supone ningún problema en la vida del individuo. Sin embargo, cuantas más oportunidades tengamos en nuestro ambiente, más habilidades desplegaremos, mayor adaptación al entorno tendremos, mayor posibilidad de éxito, mayor confianza en uno mismo y, por tanto, mayor felicidad.

La estimulación temprana debería ser un derecho fundamental del individuo para alcanzar la felicidad. Todos los niños del mundo se merecen desarrollar todo el potencial con el que nacen porque por algo nacen con él. Pero no siempre es así. El ambiente determina, en gran medida, el desarrollo del pequeño, y debemos tener en cuenta que el cerebro se desarrolla una sola vez y que esto ocurre durante los primeros años de vida.

Cada bebé es un mundo, lo mismo que cada familia en la que nace un bebé. No solo se trata del tipo de padres que somos, de lo que cargamos a nuestras espaldas y de lo que proyectamos hacia nuestros hijos, sino también del entorno familiar que creamos: somos un grupo de personas que influye enormemente en el niño. Yo no habría sido la misma persona de no haber nacido en una familia de catorce hijos; mis experiencias durante la infancia habrían sido notablemente distintas. Eso no significa que sean ni mejores ni peores que las de otras familias menos numerosas, pero sí diferentes. Cada ambiente tiene sus cualidades y beneficios, pero asimismo sus carencias, y es importante tener estas últimas en cuenta para poder cubrirlas.

Por otro lado, el desarrollo de un bebé también está condicionado por la época y el país en los que nace, los recursos con los que cuenta, la situación política y socioeconómica...

Un verano, cuando era joven, me fui de voluntaria a un poblado de Mozambique. Mi trabajo consistía en hacer tareas asistenciales en un hospital. La experiencia fue increíble y me permitió observar y reflexionar sobre muchas cosas que nunca antes me había planteado. Entre otras, me sorprendió ver lo autónomos que eran allí los niños más pequeños. Se movían de un lado para otro con un control absoluto de sus cuerpos. Además, eran muy creativos: convertían cualquier objeto que encontraban en el suelo en un maravilloso utensilio o juguete. Pero lo más interesante fue ver cómo participaban en las rutinas del hospital como lo hacía cualquier otro adulto. A la hora de las comidas, por ejemplo, cogían sus platos, hacían la cola para que les sirvieran, se sentaban para comer y, al acabar, se limpiaban y lavaban la vajilla. Todo esto con tan solo 18 meses. Sin embargo, llegaba un momento en que la desnutrición y la falta de estimulación intelectual frenaban enormemente su desarrollo. A pesar de haberse iniciado muy bien el desarrollo motor, faltaba seguir nutriendo el cerebro de estímulos y buena alimentación.

Son muchísimas, por tanto, las circunstancias que intervienen. Es responsabilidad de los cuidadores cubrir todas las necesidades de la mejor forma posible para conseguir un desarrollo completo.

Las necesidades del bebé

Una buena crianza significa atender todas las necesidades del bebé, por eso es importante conocerlas. *Grosso modo*, pueden clasificarse en tres tipos: las fisiológicas, las emocionales y las neurológicas. Cuanto más se cuide cada una de ellas, más cerca estaremos de desarrollar al máximo el potencial del niño. Hagamos un breve repaso en este apartado.

Las necesidades fisiológicas

Merecen ser mencionadas en primer lugar porque son las básicas. Son las necesidades relacionadas con la supervivencia. Siempre deben estar cubiertas para que el bebé sobreviva. Son las relacionadas con los aspectos físicos supervisados por el pediatra: alimentación, cuidado, higiene, sueño, peso y talla, enfermedades y vacunas...

Las necesidades emocionales

Se refieren al vínculo que establecemos con el bebé para que este se sienta querido y protegido. El bebé debe sentir que pertenece a un núcleo familiar, que existe y que su existencia es importante para el grupo. Así es como crea un apego seguro que le permite desarrollarse con armonía y asentar unos buenos cimientos para las futuras habilidades sociales.

Hasta hace apenas unas décadas, este tipo de necesidades no se tenían en cuenta. Se priorizaban solo las anteriores. Las emociones eran algo totalmente secundario. El bebé tenía que comer y dormir; lo único que importaba era que fuera creciendo, que cogiera peso... Además, era conveniente que el niño no molestara a los adultos y se solía crear un espacio propio para él (la cuna, por ejemplo, era un moisés con dosel para poderlo aislar de cualquier tipo de estímulo), con lo cual no intervenía en las rutinas familiares ni estaba integrado en el devenir diario. Asimismo, casi no se le hablaba porque era común pensar que no se enteraba de las cosas y tampoco se lo invitaba a los acontecimientos sociales hasta edades avanzadas, pues se lo consideraba inmaduro y poco conectado con el ambiente.

En consecuencia, la interacción del bebé con los adultos era pobre y reducida, y esto lo llevaba a establecer unas relaciones distantes con los padres y cuidadores. ¡Qué gran contradicción! Su mayor fuente de conocimiento y amor eran personas que vagamente conectaban con sus sentimientos, y así, él mismo, también quedaba desconectado emocionalmente.

Por fortuna, la naturaleza es sabia y la maduración siempre da sus frutos, con lo que el bebé, poco a poco, reclamaba formar parte del grupo, participar de las rutinas y tener un rol en la familia.

Hoy en día, la percepción que se tiene de los bebés es muy distinta y gozan de un gran protagonismo en el núcleo familiar y, en general, en la sociedad, la cual ofrece múltiples escenarios y actividades en las que los niños pueden intervenir desde edades muy tempranas. Ahora, los padres disfrutamos de ellos al mismo tiempo que ellos disfrutan de nosotros y nos esforzamos para proporcionarles un ambiente emocional valioso y cubrir todas estas necesidades afectivas.

Así pues, que el afecto es una necesidad fundamental del niño y que el niño emocionalmente atendido y estable se desarrolla de forma más completa e integral es una evidencia científica. En la década de los sesenta del siglo XX, el psicólogo Harry Harlow llevó a cabo un experimento con monos sobre la privación materna. Las conclusiones de dicha investigación respaldaron la importancia de ese afecto en el pequeño y defendieron la idea de que hay una necesidad innata hacia la dependencia, hacia crear un vínculo afectivo seguro. Este vínculo determina las relaciones sociales de futuro, incluso las conductas desadaptativas del individuo. Es decir, las relaciones interpersonales nos cambian, sobre todo, las primeras relaciones en edades tempranas en las que el bebé necesita especialmente la presencia de los padres para su buen desarrollo.

Las necesidades neurológicas

Por último, están estas grandes desconocidas estrechamente relacionadas con el cerebro, las neuronas y el entorno. El cerebro necesita ejercicio físico y estímulos ambientales que propicien su buen desarrollo y, para ello, el cuidador tiene un papel fundamental a la hora de proporcionárselos, aunque, desafortunadamente, suele ser el azar el encargado de hacerlo.

Durante los primeros años de vida, nuestro cerebro se organiza y crece a una velocidad impresionante para poder llegar a desarrollar toda su compleja actividad. El cerebro de un bebé al nacer pesa, aproximadamente, 350 gramos, al año, unos 900 gramos y no alcanza su peso definitivo hasta los 5 años, que suele ser de unos 1,3 kilogramos. Asimismo, durante este periodo de tiempo, se producen la mayoría de las conexiones neuronales que permitirán el fluir de la información de una parte a otra del cerebro. Las células cerebrales —las denominadas «neuronas»— se conectan entre sí conformando una red más o menos espesa según los estímulos recibidos. Esto es, a mayor estimulación, mayor densidad de la red neuronal y, por tanto, mayor facilidad y velocidad en la transmisión de información. Así pues, se trata de ofrecer al bebé conocimientos a través de sus sentidos que sean estímulos claros que ayuden a crear estas maravillosas conexiones neuronales.

Por otro lado, el ejercicio físico posee también efectos beneficiosos sobre las funciones cerebrales tales como la neuroplasticidad —que es la capacidad que tiene el cerebro para recuperar-
se, reestructurarse y adaptarse a nuevas situaciones según las
demandas del ambiente— y el aprendizaje, en especial sobre el
proceso de lectoescritura y la memoria. De hecho, existen varias
investigaciones que defienden la práctica del deporte como actividad previa antes del estudio, de ponerse delante de un libro.
(Si te apetece profundizar más en este tema, te recomiendo la
lectura de *Spark!* de Dr. John J. Ratey y Eric Hagerman). Hay que
tener en cuenta que, a estas edades, llamamos «ejercicio físico»
a los movimientos propios del bebé relacionados con la movilidad de los primeros meses: arrastre, gateo, caminar, correr, coordinación, equilibrio...

En resumen, para cubrir las necesidades neurológicas debemos propiciar un ambiente estimulante en conocimiento y facilitar la posibilidad de movimiento propio de cada edad.

Un poco más sobre el cerebro

El cerebro es considerado el órgano más importante del cuerpo,
desde el que se controlan todos y cada uno de los demás siste-
mas. Se desarrolla como un músculo: cuanto más se usa, más
crece. O, tal como lo exponía Glenn Doman, es comparable a un
recipiente mágico en el que «cuanto más pongo, más cabe».

Pensemos en una persona que habla tres lenguas y se enfrenta
al reto de aprender una cuarta. La realidad es que no le supondrá
grandes esfuerzos conseguirlo, ya que su cerebro posee estructuras lingüísticas sólidas. Sin embargo, para la persona que habla un
solo idioma, enfrentarse al aprendizaje de una lengua extranjera
seguramente supondrá una ardua e interminable tarea.

Lo mismo ocurre con el deporte. La persona que corre, juega al tenis o nada con frecuencia está preparada física y psicológicamente para ejercitarse, por ejemplo, en la escalada. Su cerebro controla y coordina el cuerpo de forma eficiente. No obstante, el individuo sedentario, que se limita a desplazarse unos metros a pie cada día, no estará preparado para tal reto. Su cerebro no ha recibido la información adecuada para poder crear las estructuras necesarias.

Cualquiera de estos dos ejemplos no es un problema para el niño. Él está en pleno crecimiento, y su facilidad y capacidad para aprender son infinitas. Los idiomas y los deportes aprendidos en edades tempranas son un éxito asegurado. Esto es algo que sabemos, pero es común no prestarle demasiada importancia y no es hasta que los niños son mayores cuando empezamos a preocuparnos por su aprendizaje, con lo que habremos desaprovechado los mejores años.

Los seis primeros años de vida, en especial los tres primeros, son los más importantes para el crecimiento neuronal. La capacidad de aprender es inversamente proporcional a la edad. A menor edad, mayor capacidad de aprendizaje. Las neuronas están «hambrientas» de saber (¡todo es nuevo, todo está por descubrir!) y, por cuestiones de supervivencia, necesitan conectarse, conocer y controlar el entorno a través de los estímulos que reciben.

Haciendo un símil, podría decirse que durante el primer año de vida las neuronas se conectan a la velocidad de un cohete: son muy muy muy rápidas. Quizá es el año en que el individuo adquiere más conocimientos (¡infinitamente más que un doctorando u opositor!). Pensemos que el recién nacido no sabe nada, es inmaduro e ignorante. Sin embargo, al cabo de doce meses, es una personita con grandes intereses, que se desplaza de forma

NEURONA

Núcleo

Axón

Terminales de axón

Cuerpo celular

Dendritas

Vaina de mielina

Terminales de axón

autónoma, que conoce su entorno, las personas cercanas y no tan cercanas, que identifica perfectamente cientos de detalles que los adultos ya no somos capaces de ver... Sin lugar a dudas, son pequeños genios. Entre el año y los 3 años, las conexiones neuronales siguen conectándose con mucha facilidad, comparable a la velocidad de un avión. Y entre los 3 y los 6, las conexiones siguen siendo ágiles, comparables a la velocidad de un coche. Posiblemente el mejor coche del mercado, pero ya no es ni cohete, ni avión. A partir de los 6 años, las conexiones tienen otra velocidad, comparable a la de ir andando. Podemos llegar muy

DESARROLLO DE LA CORTEZA CEREBRAL: FORMACIÓN DE CONEXIONES NEURONALES

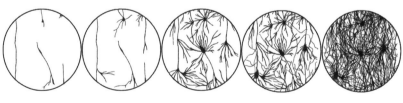

Recién nacido   1 mes   6 meses   12 meses   24 meses

lejos a pie y, de hecho, eso es lo que hacemos normalmente, pero toma más tiempo y esfuerzo.

ESCÁNER DEL DESARROLLO DEL CEREBRO HUMANO

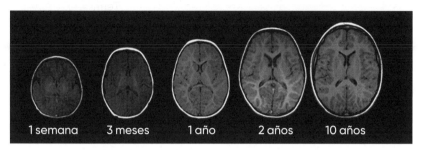

Es cuando menos contradictorio atender a partir de los 6 años, en la primaria —como suele hacerse—, las dificultades de aprendizaje o de coordinación en un niño cuando sabemos que a esa edad sus conexiones se crean a menor velocidad. ¡Qué pena haber desaprovechado los momentos en los que las neuronas están como locas por conectarse! En cambio, cualquier tipo de intervención más temprana por nuestra parte para facilitar el desarrollo hubiera supuesto menor trabajo y mayores beneficios.

¡Qué ganas de aprender!

Es maravilloso observar cómo un bebé se relaciona con el entorno. Su inagotable interés por todo lo que ve es contagioso. Todo lo quiere saber, tocar, probar. Los bebés son pequeños científicos con ganas de hacer experimentos y demostrar «sus» hipótesis.

Todos hemos tenido el privilegio, alguna vez, de contemplar cómo un bebé explora un objeto. Cuando lo tiene en las manos, con tal de experimentar y conocerlo mejor, lo golpea contra la mesa para descubrir su sonido y resistencia. Una vez hecho esto, puede decidir comprobar la fuerza de la gravedad tantas veces como sea necesario. Sentado en la trona, lo deja caer desde lo alto para observar qué ocurre una y otra vez. En cuanto aprende qué sucede, antes de tirarlo, ya hace muecas sabiendo que, acto seguido, se cumplirá su suposición. Mientras tanto, el adulto, que no suele entender el proceso, acaba por retirarle el objeto para evitar posibles «desastres».

Al bebé le parece tan interesante el entorno que pide al adulto que le facilite su conocimiento. Por eso, los bebés son demandantes; por eso, llaman nuestra atención de forma continua, para poder aprender. Son sumamente curiosos y se detienen en todos los detalles del día a día, en los aspectos más maravillosos de la vida que, en muchas ocasiones, los adultos ya no vemos porque los tenemos interiorizados.

Recuerdo a un niño de 4 años que tenía dificultades de coordinación, en las relaciones con el entorno y en algunos procesos de aprendizaje. En la primera visita, le recomendé a su madre hacerle un chequeo de vista y oídos, por si acaso. Descubrimos que tenía varias dioptrías en cada ojo y necesitaba gafas urgentemente. La falta de visión estaba perjudicando su aprendizaje y la relación con el ambiente. Tras la detección, se le hicieron unas gafas y su madre estaba encantada de ver que ya no tropezaba con todo y mantenía una enorme sonrisa en su boca. Lo más curioso del caso fue que, en un momento de la sesión, el niño vio la Luna en el cielo. Enseguida le preguntó a su madre qué era eso, pues nunca lo había visto antes, y de allí surgieron decenas de preguntas: ¿qué es? ¿Por qué tiene luz? ¿Es muy grande? ¿A cuánto está de aquí? ¿Cuánto es un kilómetro?... La madre no daba abasto para saciar la curiosidad de su hijo. Cada vez que le respondía, surgía una nueva pregunta hasta que pudo conseguir la información completa del satélite que aparece cada noche.

Con este caso, me gusta resaltar la gran motivación que sienten los niños por aprender. Y suelen hacerlo sobre temas a los que nosotros ya no damos importancia. Desgraciadamente, este gran afán por saber suele disminuir con la edad. Por eso es tan importante intentar mantener encendida la llama. Dedicarle tiempo para poder alargar la motivación infantil al máximo, pues es básica para un buen aprendizaje. Cuando hay motivación, hay interés y un sinfín de preguntas. Responder a las preguntas de los niños es la clave para mantenerla. A veces, sus preguntas son complicadas y sus «¿por qué?» para todo pueden ponernos en grandes aprietos intelectuales. Pero, hoy día, no hay excusa para no poder responder a todas sus preguntas. Llevamos siempre con nosotros al señor Google que todo lo sabe, y este puede facilitarnos enormemente la tarea. También es cierto que las respuestas pueden esperar, pero lo importante es que en algún momento se contesten siempre que sea posible. Es cuestión de alimentar la semilla del conocimiento.

La motivación en los pequeños viene acompañada de una gran capacidad de aprendizaje. El bebé aprende rápido, entiende y retiene a una velocidad que los adultos no podemos ni imaginar. Conforme va creciendo, la facilidad de aprender, la capacidad intelectual va disminuyendo. Por eso, insisto una vez más, es importante aprovechar los primeros años. ¡Ojalá pudiéramos mantener esta maravillosa cualidad durante toda la vida! Lo que aprende un niño durante los primeros años es impresionante y, si nos proponemos cultivar su conocimiento en temas que le atraigan, descubriremos que sus ansias por aprender son infinitas.

Es imprescindible no olvidar que su motivación está estrechamente relacionada con la atracción. Si el tema no le interesa, rara vez aprenderá. Los niños son selectivos, aunque menos que los adultos. Les interesa casi todo, pero no podemos pretender que nuestros intereses coincidan. Debemos fijarnos y respetar sus preferencias para que el aprendizaje sea exitoso.

A pesar de las altas capacidades que tienen los bebés para aprender, a los padres suele chocarles la falta de atención en algunas ocasiones. A muchas de las familias que me contactan les preocupa que su bebé no pueda mantener la atención mucho rato. Y eso es así. La atención de los bebés es muy corta, pero también muy intensa. Aprenden rápido y suelen necesitar cambiar de actividad: enseguida absorben lo que les interesa y han de pasar a otra cosa nueva. La forma más clara de percibir su corta atención suele reflejarse con la lectura. Es recomendable leer con entusiasmo para llamar su atención y pasar las páginas con cierta velocidad. Necesitan estímulos nuevos y variados, y al girar las páginas con ritmo brioso conseguimos mantener su atención. Conforme van creciendo, si gatean o caminan, es difícil tenerlos sentados tranquilos mirando un libro. Es una etapa en la que prima el movimiento y necesitan ir de un lado a otro. No debemos preocuparnos; mientras se mueven están recibiendo otro tipo de estimulación, por lo que debemos ser pacientes. Ya volverán a que les leamos.

Teniendo en cuenta todo esto, recordemos que enseñar a un bebé o niño durante los primeros años de vida es una inversión para siempre. Lo importante es el trabajo constante, mantenido en el tiempo. Potenciemos los primeros 6 años de vida y no desistamos con el transcurrir del tiempo para que sus estructuras e intereses sean cada vez más elaborados.

> «El tipo de ser humano que vamos a ser, ya sea excepcional, corriente o lento de entendimiento; ya sea amable, humano, duro, mezquino o cruel; ya sea inspirado o común, ya está determinado en gran medida a los 6 años de edad».
>
> GLENN DOMAN

2
ESTIMULACIÓN TEMPRANA

¿Qué es?

La estimulación es algo que se da de manera natural en el desarrollo del bebé. Todos los niños reciben continuamente estímulos al estar en contacto con el entorno. Estos estímulos ambientales son captados por los receptores sensoriales —los receptores de cada uno de los sentidos— y nutren el cerebro, que irá creando conexiones neuronales, que, a su vez, irán tejiendo una red neuronal cada vez más espesa. A mayores conexiones neuronales, mayor espesura de la red.

Esta es la base de la estimulación: conseguir formar nuevas conexiones neuronales gracias a los estímulos recibidos y seguir manteniéndolas y acrecentándolas, ejercitando su uso. Una red neuronal espesa permite, como ya hemos visto en el capítulo anterior, una mayor velocidad en los procesos neurológicos, una mayor fluidez de la información, una mayor facilidad para el aprendizaje y una mayor adaptabilidad al medio y a las circunstancias que puedan surgir.

Dicho esto, hablamos de estimulación temprana para referirnos a todas aquellas actividades e intervenciones llevadas a cabo por el adulto (madre, padre, cuidador, educador...) para asegurar que el bebé recibe los estímulos adecuados para facilitar su desarrollo, fortalecer sus cualidades y prevenir y minimizar cualquier dificultad.

Es decir, la estimulación temprana no es más que ofrecer al bebé —desde edades tempranas, aprovechando la etapa de mayor crecimiento neuronal— una serie de estímulos organizados, pautados y personalizados que, generalmente, suelen ocurrir de forma natural, pero que, sin embargo, por diversos motivos —ya sea la escasa interacción con el adulto, el uso excesivo del mobiliario infantil, el ambiente poco adecuado, la presencia de pequeñas o graves dificultades...— pueden verse muy reducidos. Así pues, a través de actividades diarias, progresivas y respetuosas, nos aseguramos de que el bebé recibe la estimulación que realmente necesita para desarrollar todo su potencial.

Para iniciar estas actividades que estimulen el desarrollo del bebé debemos establecer, de entrada, escenarios que activen sus sentidos, pero sin olvidar lo más importante: crear un clima armónico, lleno de afecto y que satisfaga todas sus necesidades. La clave para ello es hacer del ambiente cercano algo naturalmente estimulante: conseguir incorporar la estimulación en las rutinas diarias y que no supongan una «carga» extra ni para el bebé ni para el cuidador.

Una vez, vinieron a la consulta unos padres con su hijo de 4 meses. Estos buscaban el mejor centro de educación infantil para su pequeño. Trabajaban todo el día y no se planteaban un cambio de vida para adaptar sus horarios al cuidado del bebé. No obstante, deseaban lo mejor para él y se sentían felices por contar con los recursos económicos para poder ofrecérselo. En ese sentido, ellos sinceramente creían que lo mejor era poder brindarle desde los primeros meses de vida una estimulación temprana y un aprendizaje del inglés. Después de una gran búsqueda, encontraron la escuela ideal: de lunes a viernes, el centro se había organizado para poder darles el servicio completo; así, una de las maestras entraba una hora antes y salía una hora después para poder atenderlo hasta que llegaran sus padres, y el niño era el primero en llegar y el último en salir. Cada día, muy pronto, los padres sacaban al bebé de la cuna con cuidado para no despertarlo y que siguiera durmiendo en el coche hasta llegar al centro sin haber hecho la primera toma de la mañana. La tutora era quien se encargaba de asearlo y darle el primer biberón.

Estos padres estaban viviendo a un ritmo en el que estaban olvidando lo primordial: las necesidades reales de su bebé. En aquella época, lo que requería su hijo era mucho cariño y fortalecer el vínculo con sus padres en un entorno tranquilo y cuidado. En ese caso, priorizar la estimulación por delante de las necesidades fisiológicas y emocionales del bebé estaba siendo un error.

Por tanto, la estimulación es una intervención natural, muy respetuosa y, en consecuencia, con unos resultados sutiles. Asimismo, es importante poder actuar y llevarla a cabo de forma constante y prolongada. Esto se consigue si nos implicamos y le dedicamos tiempo y espacio, si todos los miembros de la familia podemos disfrutarla y si resulta fácil realizarla en nuestro día a día.

¿Cuáles son sus objetivos?

Las actividades que se llevan a cabo en la estimulación temprana están diseñadas y organizadas en función de la edad del bebé, de las etapas del desarrollo, de las habilidades que convenga potenciar y de cualquier otro factor que quiera abordarse. Pero sean cuales sean estos factores, debemos tener claros, de entrada, sus objetivos principales:

1. Prevención

A través de la estimulación temprana, se realiza un trabajo preventivo del que se benefician enormemente durante los primeros meses y años de vida los bebés que nacen con dificultades. En estos casos, es una herramienta indiscutible para mejorar su desarrollo futuro y es de suma importancia que la intervención se haga lo más pronto posible. El cerebro está construyéndose, tiene una gran *neuroplasticidad* y las conexiones neuronales se están creando a toda velocidad; por consiguiente, es entonces cuando el cerebro es capaz de cambiar, adaptarse y compensar las dificultades con la ayuda de la estimulación.

Pero, por otro lado, la estimulación temprana también significa prevenir para el resto de los niños que no tienen dificultades. Así las cosas, ¿por qué no asegurarnos un buen desarrollo desde el principio? ¿Por qué no empezar antes de que surja cualquier problema?

En otras áreas, como en la alimentación, por ejemplo, es común y está bien aceptado hacer prevención. Hoy en día las familias están muy bien informadas: saben que es importante alimentar a los bebés con productos adecuados, frescos y de calidad; evitar los ultraprocesados, los azúcares... y es maravilloso ver cómo se consigue hacer un excelente trabajo preventivo que favorezca la buena salud venidera.

Volviendo a la estimulación, debemos saber que existen problemáticas que se manifiestan al cabo de un tiempo, a medida que pasan los meses —retraso en el habla, en el caminar, en el contacto con el entorno...— y que son inapreciables al nacer. Por eso, haber dado la oportunidad de estimular al bebé contribuye de forma definitiva en sus progresos.

El cerebro es muy complejo: tenemos millones de neuronas con sus correspondientes millones de conexiones. Tener un cerebro perfectamente sano es altamente improbable. Son demasiados los factores que intervienen. A lo largo de nuestra vida pasamos por situaciones, en su mayoría inevitables, que pueden ir dejando huella —partos complicados, golpes, caídas, fiebres, antibióticos, virus, vacunas...—, pero, al mismo tiempo, a través de la estimulación podemos ofrecer al cerebro la posibilidad de contrarrestar estos pequeños obstáculos.

2. Potencial

Otro de los objetivos principales de la estimulación temprana es el de ofrecer al bebé el escenario ideal que le permita desarrollar todo su potencial. Este potencial viene determinado por los genes, pero también por el ambiente en el que crece. La estimulación temprana facilita la manifestación de las habilidades con las que contamos al nacer para hacernos brillar en nuestro máximo esplendor, y no deja que sea solo el azar quien decida. Así pues, en la estimulación temprana existe la clara intención de ayudar al bebé a convertirse en un ser completo.

3. Vínculo afectivo

La estimulación temprana fortalece el vínculo afectivo, los lazos mutuos de amor y cariño que se crean entre padres e hijos. Este vínculo (o relación) proporciona bienestar y seguridad al niño, básicos para su desarrollo. Para ello, es necesario un ambiente de empatía y armonía que facilite la relación de comprensión y conexión entre ambos.

Este ambiente se crea también gracias a la estimulación temprana. ¿Cómo? Pues a través de los juegos y las actividades en común entre cuidador y bebé, de la organización y puesta en marcha de estas, y, sobre todo, de la dedicación al bebé.

La estimulación temprana es muy amplia y existen, dentro de ella, múltiples y variadas actividades que nos permiten acompañar y disfrutar de cada uno de los avances de nuestro bebé de manera activa. Podemos estar a su lado con una visión de conocimiento y una intervención rica y estimulante.

4. Felicidad

El último objetivo de la estimulación temprana es el de facilitar el camino hacia la felicidad. Hemos hablado de que, gracias a la estimulación, podemos hacer un trabajo preventivo, potenciador de las capacidades y, además, fortalecedor del vínculo afectivo con los padres. Todo esto nos lleva a que los niños se desarrollen para ser más autónomos, independientes y con conocimiento del entorno, lo que aumentará su autoestima y los llevará, consecuentemente, hacia una vida más plena y feliz.

Aspectos previos a la estimulación: interacción con el bebé

En la relación entre adulto y bebé se dan varias premisas que debemos conocer y tener en cuenta para poder actuar del mejor modo posible durante la estimulación. Vamos a ver algunos aspectos básicos en la interacción con el pequeño.

Vínculo afectivo y apego seguro

Al nacer, el bebé inicia y establece, por primera vez, una relación emocional con sus padres o cuidadores a partir de la cual forjará sus relaciones futuras. Esta relación es el vínculo de apego que necesita para desarrollarse. Se trata de unos lazos afectivos que perduran en el tiempo y que transmiten bienestar al pequeño. El tándem entre bebé y figura de apego es único e irrepetible. El apego seguro conecta y cubre sus necesidades emocionales. Como adultos, debemos permitir que el pequeño manifieste sus emociones para que, poco a poco, pueda reconocerlas y adaptarlas a cada situación. La relación que se establece con el adulto hace que se sienta comprendido y le permite identificar su estado emocional. El apego seguro debe estar bien asentado, pues es el que realmente garantiza el desarrollo emocional estable del bebé y, a su vez, del futuro adulto armónico. El apego seguro facilita la proximidad del niño con su cuidador, ya sea a través del contacto físico o emocional. El bebé necesita este contacto y para ello atrae la atención del adulto: para recibir muestras de cariño y amor. El pequeño está deseoso de ser protagonista en la relación con el cuidador y sentir que su existencia es importante. Por medio de estas relaciones, el bebé va cogiendo seguridad para interaccionar con el ambiente y superar la ansiedad que le provoca separarse de su figura de apego.

El apego seguro se desarrolla durante los primeros meses de vida y está estrechamente relacionado con una alta autoestima, la confianza en uno mismo, la autonomía y la independencia. Este tipo de lazos suelen surgir entre los 6 y los 18 meses. Más tarde, aunque sigue siendo posible, suele ser difícil que se consoliden con normalidad.

Generalmente, suelen crearse relaciones de apego seguro con más de un adulto, pero siempre encontramos que uno de ellos es el principal. Este acostumbra a ser la persona con la que el bebé interacciona más, está más disponible y es más accesible. Así pues, es sumamente importante que el cuidador le dedique el máximo tiempo posible, por lo menos, durante los primeros 18 meses de vida.

Naturalmente, y gracias a la maduración en el desarrollo, las necesidades del bebé o niño van cambiando y los padres debemos saber adaptarnos, cerrar unas etapas para abrir otras, acompañando cada momento. En las relaciones de apego seguro tanto el amor como los límites deben estar muy presentes durante todo este recorrido. Los límites también son necesarios para fortalecer la relación y el desarrollo emocional del niño. Hoy día hay mucha confusión y muchas personas malinterpretan conceptos como el de «apego», «educación respetuosa», «disciplina positiva»... y piensan que una educación exitosa es la que evita cualquier límite que pueda incomodar al niño.

No hace mucho, vinieron a la consulta unos padres preocupados porque su hija de 24 meses no paraba de pegarles. La madre estaba muy agobiada y ya no sabía cómo actuar. El padre se mantenía algo distante. En cuanto les comenté que era importante poner fin a ese comportamiento y no permitir que les pegara, la mamá reaccionó. Me dijo que ella no le podía decir que «no» a su hija, pues ella seguía la «educación respetuosa». Entonces le expliqué que su hija estaba pidiendo ayuda a gritos, que necesitaba límites y que ellos, equivocadamente, por una mala interpretación, estaban dejándose pegar. Un niño confía en sus padres, son su mayor referente, su ejemplo que imitar. Por ello, no es conveniente que un niño aprenda que es normal dejarse pegar para complacer al otro. La «educación respetuosa» vela por el respeto, pero, sobre todo y en primer lugar, por el respeto hacia uno mismo.

Educar supone entrar en pequeños conflictos y crisis, pero son necesarios y debemos aprender a educar de forma respetuosa, con cariño y conexión emocional. Hacer cambios o negar deseos puede desencadenar grandes rabietas. Los pequeños saben muy bien lo que quieren, pero no tan bien lo que necesitan o les conviene. Somos los adultos los que los guiamos en su desarrollo. Somos nosotros los que tenemos el criterio para tomar decisiones que sabemos que los van a beneficiar. Pongamos otro ejemplo:

Le compramos algo a nuestro hijo cada vez que vamos al supermercado, y esto se acaba convirtiendo en un hábito. Por varias razones, ese hábito puede volverse en contra y, si es así, es el momento de hacer un cambio. En la consulta, suelo decirles a las familias que se trata de hacer un *reset*, poner el contador a cero. Esto significa que, sabiendo cuándo puede empezar el conflicto, allanamos el terreno previamente e informamos al pequeño sobre los cambios que vamos a hacer. Le explicamos también el porqué del cambio. Es importante que entienda que no es un capricho nuestro, sino una decisión meditada. A pesar de darle toda la información, debemos permitirle el derecho a la pataleta y mostrarle que entendemos que se sienta así y que estamos seguros de que pronto estará mejor. Podemos ofrecer un abrazo, caricias y besos, pero debe saber que no vamos a acceder a su deseo de nuevo.

Siendo capaces de pasar estas pequeñas tormentas, acompañando a nuestro hijo, sabemos que estamos poniendo límites de forma adecuada. Los niños requieren que seamos nosotros los que gestionamos las situaciones que les vienen grandes. El exceso de poder por su parte los acaba estresando, pues es ingestionable en edades tempranas. Poco a poco, van madurando y podrán ir tomando decisiones. Mientras tanto, necesitan que nuestras conductas y respuestas sean consistentes y determinantes. Es una manera clara de enseñarles y que comprendan lo que se espera de ellos en cada situación.

Hace varios años, me vino a visitar una mamá con ciertas dudas para poner límites. Tenía una niña de 3 años y un niño de 12 meses. Tras hablar de diferentes temas que le preocupaban, me confesó que estaba angustiada por irse de vacaciones con los niños. Tenía que conducir ella sola de Barcelona a Bilbao con sus dos hijos. El marido llegaría unos días más tarde por cuestiones laborales. En aquel momento yo no entendía muy bien qué era lo que la preocupaba, ya que en Bilbao la esperaba una flota de familiares deseosos de cuidar de sus niños. Sin embargo, era el viaje en coche lo que no la dejaba dormir, pues había acostumbrado a su bebé a viajar siempre cogido de su mano. Si arrancaba el coche sin darle la mano, este rompía a llorar como un poseso. Por la ciudad, ella siempre conducía dándole la mano derecha a su bebé, cuya sillita estaba colocada detrás del asiento del copiloto. El inminente viaje a Bilbao la enfrentaba por vez primera al gran reto de conducir prácticamente con una sola mano por la autopista durante horas. La inquietaba el hecho de no poder mantener esa posición sin tener en cuenta la seguridad de toda la familia durante el trayecto. Conforme iba contándomelo, ella misma fue consciente de que había priorizado el bienestar emocional del niño, para que no llorara, a la seguridad vial de todos.

El exceso de conexión con nuestro hijo muchas veces remueve nuestro interior, y nuestras respuestas pueden ser muy imprevisibles. En este caso, la madre había optado por satisfacer los deseos de su pequeño, aunque no fuera lo más conveniente. Desde el amor también nos podemos equivocar. Conectar emocionalmente con nuestros niños es muy importante, pero no nos podemos anclar solo en ello. Aunque no siempre es fácil, debemos intentar guiar con criterio educativo, guardar la objetividad y avanzar hacia una educación respetuosa y con límites.

Desarrollo de habilidades sociales: autonomía, autoestima y felicidad

Las habilidades sociales son las conductas que nos permiten relacionarnos de forma efectiva y nos capacitan para gestionar las situaciones de conflicto. Los seres humanos somos seres sociales. Relacionarnos es algo natural que nos influye en diferentes áreas, como la sentimental, personal, familiar, escolar, laboral...

La habilidad social es posiblemente una de las áreas más importantes para alcanzar la felicidad en la vida adulta. Sin embargo, son pocas las familias que, desde edades tempranas, priorizan su buen desarrollo. Tal como hemos comentado en el apartado anterior, el vínculo afectivo y la educación con límites respetuosos tienen mucho que ver con la habilidad social del individuo.

Tener conductas adaptativas que te permitan sentirte valorado, querido y seguro son el resultado de una buena habilidad social. El proceso de socialización va desarrollándose como resultado de las experiencias sociales, de lo que recibimos de los demás, y con ello vamos haciéndonos una imagen propia. Sin lugar a dudas, son los otros los que nos definen, nos hacen de espejo. Cualquier persona tiene mucho que ofrecer a los demás y esa será la clave para alcanzar la felicidad. Cuando desprendemos sonrisas, generosidad, conexión y respeto, conseguimos que quienes nos rodean se sientan bien. Y esto es lo que nos vendrá de vuelta. Enseñar a nuestros hijos habilidades sociales es nuestra responsabilidad.

Esta habilidad se suele consolidar hacia los 6 años. Hasta entonces, el niño necesita unos buenos referentes que vayan guiándolo. Los bebés acostumbran a tener unas relaciones sociales muy básicas. Sus emociones son extremas y altamente variables. Además, el centro del mundo son ellos mismos y sentir empatía es algo que no llega hasta más adelante. Sin embargo, es muy recomendable ir haciendo conexiones, que aprendan a protegerse, pero que, al mismo tiempo, que puedan saber lo que los otros necesitan o esperan de ellos.

Las habilidades sociales van desarrollándose a partir de la experiencia, la imitación y los refuerzos que los otros nos dan como respuesta a nuestra conducta. En virtud de lo dicho hasta ahora, es necesario que como padres o cuidadores sepamos transmitir valores, ser ejemplo, fomentarles la capacidad de escucha y cuidar su autoestima evitando la sobreprotección.

La educación familiar ha cambiado mucho en las últimas décadas. Existe una implicación de la pareja desde edades muy tempranas y la relación entre padres e hijos se ha visto muy beneficiada. No obstante, también la mayoría de los padres de hoy día dedicamos, ambos, muchas horas a las responsabilidades laborales. El tiempo destinado para el disfrute, la educación y la crianza de nuestros hijos es un bien muy preciado. Por eso, se crean ciertas realidades que pueden ocasionar dificultades en la educación. Las prisas, el estrés, el agotamiento o incluso cierto sentido de culpabilidad por no llegar a todo. Aunque no siempre es fácil, debemos tomar conciencia de nuestra realidad, detectar y aceptar nuestras emociones, y saber que sobreproteger a nuestros hijos nos da tranquilidad hoy, pero inseguridad en ellos el día de mañana.

De alguna manera, a través de la sobreprotección, les estamos diciendo: «Tú no puedes, tú no sabes, yo te protejo, yo lo hago por ti». Y no siempre es así. Lo que queremos es conseguir su autonomía y que aumente su autoestima.

Es difícil que desde el núcleo familiar seamos conscientes de nuestra sobreprotección. Es cierto que todo bebé necesita protección por parte de los padres, pero ¿cómo saber cuánto y cuándo? Desafortunadamente, no existe un indicador que nos marque hasta dónde podemos proteger en cada una de las etapas. La realidad nos demuestra que cuando empiezan la escuela, la mayoría de las familias nos sorprendemos al ver de lo capaces que son nuestros hijos sin nuestra presencia y apoyo. Se pone de manifiesto una gran diferencia entre cómo actúan en casa y cómo lo hacen fuera. Eso es porque en casa, sin querer, en más de una ocasión los limitamos, los sobreprotegemos y les transmitimos incapacidad. Con este tipo de mensaje es complicado que el pequeño confíe en sí mismo para ser autónomo e independiente.

El niño que desarrolla su autonomía directamente aumenta su autoestima porque no necesita del adulto para llegar a sus objetivos, y eso es lo que lo conducirá hacia su felicidad. Dedicarle tiempo al bebé, fortalecer sus habilidades y diseñar actividades lo coloca de protagonista. Nos permite conocerlo mejor y acompañarlo a alcanzar metas.

Estimulación temprana, estimulación precoz y sobreestimulación

Cuando tenemos un hijo solemos empezar a oír diferentes términos en relación con el desarrollo del bebé. Me gustaría aprovechar este apartado para hacer una aclaración de estos conceptos que suelen llevar a confusiones: «estimulación temprana», «estimulación precoz» y «sobreestimulación».

Todos los bebés reciben estimulación desde el momento en que nacen, incluso antes de nacer. Sus sentidos son inmaduros, pero sus receptores sensoriales empiezan a activarse. La vista percibe luces intensas nunca antes percibidas. Sus oídos sienten voces y sonidos del ambiente. Su olfato se activa para captar cualquier olor que se le presente. Su tacto recibe los besos, las caricias y el amor de sus cuidadores. Al iniciar la alimentación, el gusto aprecia por primera vez el sabor de la leche como fuente de energía. Los abrazos, los balanceos y los pequeños movimientos autónomos le permiten desarrollar la propiocepción y el sistema vestibular. Favorecer con actividades este tipo de estímulos es lo que llamamos «estimulación temprana», estimulación desde los primeros días.

En cuanto a la estimulación precoz, debemos aclarar que no es lo mismo, pues supone estimular antes de tiempo y este no es el tema que tratamos en este libro. No queremos niños precoces, queremos niños completos. Sin embargo, si en algún momento intervenimos de manera precoz, siempre debe estar justificado en beneficio del bebé y de su desarrollo.

Por último, otro concepto que suele llevar a mucha confusión es la sobreestimulación. «Sobreestimular» significa dar más estímulos de los que puede asimilar el bebé. Es algo más que estimular y no debemos confundirlos. La sobreestimulación provoca una rápida y clara respuesta. El bebé se queja y llora. Se estresa. Por tanto, es una forma irrespetuosa de interaccionar con él. La sobreestimulación es posible, con todo, si respetamos las reglas básicas del juego que vamos a explicar a continuación.

Las reglas del juego

Tal como hemos ido comentando, a través del cuidado, la crianza y las actividades de estimulación temprana creamos una complicidad y absoluta comunión entre el adulto y el bebé que hace que se creen unos lazos que proporcionan al niño una gran seguridad y una sensación de bienestar inigualable.

Sin embargo, a la hora de jugar y realizar actividades con el bebé, debemos saber que no todo vale. Existen unas reglas básicas que no debemos olvidar:

- ADAPTARSE A LAS NECESIDADES PROPIAS DE CADA BEBÉ. La estimulación propone actividades múltiples para cada una de las áreas. Para darle lo mejor a tu hijo es importante ser selectivo. Fijarse bien unas prioridades. Cada niño tiene unas necesidades determinadas y nos centraremos en ofrecerle la oportunidad de fomentar los puntos que ha de trabajar sin pretender abarcarlo todo.

- ADAPTARSE A LAS NECESIDADES PROPIAS DE CADA ETAPA DE DESARROLLO. En cada etapa deben alcanzarse unos hitos propios del momento del desarrollo. No tiene ningún sentido querer correr más o, por el contrario, no dejarlos crecer. Lo importante es conseguir que se logren todos los objetivos naturales que se establezcan y así poder pasar a la siguiente etapa sin nada pendiente.

- RESPETAR EL RITMO DE CADA NIÑO. Cada niño es único, y durante los primeros meses y años podemos percibir grandes diferencias entre niños de la misma edad. Aunque es cierto que hay unos hitos indiscutibles, el hecho de no estar igualados no tiene por qué suponer un problema futuro. Lo que sí es interesante es dar las oportunidades adecuadas para potenciar algunas áreas y prevenir posibles dificultades. La atención temprana es la mejor de las herramientas para ayudar a nuestros pequeños, pero debemos estar muy bien asesorados por si debemos preocuparnos por su desarrollo o simplemente ocuparnos de él.

- IDENTIFICAR SUS PREFERENCIAS. En la estimulación temprana la motivación es una de las claves para el aprendizaje. A pesar de que los niños de forma natural tienen gran interés por aprender y desarrollarse, es importante facilitar las actividades sobre las temáticas preferidas. Para ello debemos estar pendientes; así, mientras no hablan, podemos observar cómo a través de la comunicación no verbal (gestos, movimientos del cuerpo...) nos indican lo que más les gusta.

- DURACIÓN DE LAS SESIONES. Con tal de mantener la atención y motivación del pequeño, es importante que las actividades sean cortas y, si es necesario, repetirlas a lo largo del día, pero intentar acabar antes de que nos lo pida. Dejarlo con de ganas seguir. De esta forma, nos aseguramos de que esté motivado por hacer más. La estimulación es una intervención respetuosa y sus beneficios se consiguen solo si somos constantes en el tiempo. No podemos pretender alcanzar resultados si no nos organizamos y no fijamos una periodicidad.

- EL MEJOR HORARIO. Generalmente las mañanas suelen ser el mejor momento. Después de la dormida más larga, que suele ser por la noche, el pequeño está descansado y receptivo para cualquier actividad.

- EVITAR INCOMODIDADES. Cuando notamos que nuestro pequeño no está a gusto mientras jugamos con él, debemos respetar su estado de ánimo. Es importante parar antes de que se queje. Controlando los gestos de su cara, podemos detectar que es el momento de dar por acabada la actividad, aunque nos haya tomado tiempo su preparación y a nosotros nos parezca un momento ideal. Si el bebé no está por la labor, debemos respetarlo. Recordemos que las necesidades emocionales son una prioridad.

- BUENA ALIMENTACIÓN Y BUEN DESCANSO. Antes de pensar en la estimulación, debemos recordar también que las necesidades fisiológicas han de estar cubiertas. El buen descanso y la buena alimentación son prioritarios para que el pequeño esté dispuesto a interaccionar, a participar de la actividad y disfrutar del momento.

- BIENESTAR DEL CUIDADOR. En todo momento intentamos que el bebé sea el protagonista en cualquiera de las actividades; sin embargo, ¿qué será del bebé si su cuidador no está en plenas condiciones? Así que uno de los requisitos para potenciar el desarrollo del bebé en cualquier situación es intentar que su cuidador se cuide a sí mismo también. En la crianza no siempre es fácil, ya que son muchas las cosas que debemos gestionar, pero si nos lo proponemos, podemos encontrar huecos para alimentarnos bien y para descansar. Si el cuidador no está de humor y no se siente bien, es preferible no forzar la interacción. Encontraremos otro momento para darlo todo.

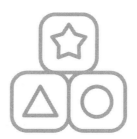

Antes de seguir con los siguientes capítulos, los más prácticos del libro, es necesario aclarar que me ha parecido conveniente clasificar la estimulación temprana en tres grandes áreas:

1. Estimulación sensorial (relacionada con los cinco sentidos).
2. Estimulación física (relacionada con el movimiento).
3. Estimulación intelectual (relacionada con el desarrollo cognitivo).

Para cada una de las áreas he propuesto algunas actividades para realizar en casa con los bebés, pero hay infinidad. Simplemente, he hecho una selección basándome en el objetivo determinado de cada una de ellas. Todas las actividades son sencillas y muy accesibles. Sin embargo, conviene ser prudentes a la hora de plantearlas al pequeño. A pesar de ser muy breves, no hay que intentar incluirlas todas en un mismo día. Debemos iniciarnos con una y observar qué tal reacciona. Si vemos que la disfruta, podemos ir añadiendo las que nos parezcan más interesantes o necesarias. Es importante recordar que cabe ser progresivos y constantes en el tiempo para favorecer el desarrollo del niño. Son actividades que requieren práctica: solo así se consiguen los objetivos marcados.

Por otro lado, el orden de las áreas tiene un sentido: los primeros meses priorizamos las actividades que estimulan los sentidos y, poco a poco, vamos incorporando otras relacionadas con el desarrollo físico e intelectual, o con las áreas en las que consideremos que el bebé necesita un refuerzo.

Cada una de las actividades se presenta con una ficha que incluye:

- ✿ Nombre de la actividad
- ✿ Descripción
- ✿ Edad recomendada
- ✿ ¿En qué momento?
- ✿ ¿Cuántas veces?
- ✿ Duración de la actividad
- ✿ Progresión y consejos
- ✿ Materiales
- ✿ Áreas estimuladas

Espero que esta estructura resulte lo más útil y comprensible posible para llevar a cabo las diferentes propuestas.

3
ESTIMULACIÓN SENSORIAL

El bebé nace sin saber nada. La información que le permitirá conocer el mundo y conocerse a sí mismo le llegará, de entrada, a través de los sentidos —sobre todo, del tacto, el oído y la vista—, y esta irá enriqueciéndose gracias a la interacción con un ambiente rico y con el contacto con los padres o cuidadores.

Para entender cómo recibe el pequeño los estímulos del entorno que lo rodea, tenemos que hablar, previamente, de cada uno de los sentidos. A través de ellos, el niño capta la información con diferentes sensaciones. A partir de un mismo estímulo, puede acceder a información muy variada: color, forma, textura, temperatura, sabor, olor, sonido... Veamos, pues, las diferentes vías por medio de las cuales le llega la información.

1. **El tacto** es el sentido corporal que le permite percibir el contacto con las cosas, la presión y distinguir las cualidades de los objetos, como la forma, el tamaño, la textura, la dureza o la temperatura. El tacto puede provocar respuestas evitativas o, por el contrario, búsqueda de sensaciones. Es un sentido muy importante durante las primeras semanas y meses de vida, sobre todo porque el resto de los sentidos todavía son muy inmaduros.

2. A través d**el oído** el bebé distingue los sonidos. Posiblemente, es el sentido más desarrollado al nacer. La voz humana, concretamente la de la madre, que suele ser la figura de apego más cercana, es un estímulo muy atractivo para él. La voz del padre y de otros cuidadores también es de suma importancia. El oído facilita enormemente la interacción social de los primeros meses.

3. **La vista** aporta información sobre lo que se percibe a través de los receptores de los ojos. Las personas podemos identificar un gran abanico de colores, formas y texturas;

con todo, la vista de los bebés al nacer acostumbra a ser muy inmadura. Por eso, es especialmente importante facilitar el desarrollo de la visión, es decir, ofrecer estímulos visuales al niño que le posibiliten conocer su entorno más cercano sin grandes esfuerzos.

4. **El olfato** es el sentido que le permite distinguir olores y fragancias. Este es el sentido menos desarrollado en el ser humano. No obstante, el bebé, al nacer, recurre al olfato —junto al tacto— para conectar con su madre en sus primeras interacciones.

5. A través d**el gusto** el pequeño identifica sabores dulces, salados, ácidos, amargos... y sus múltiples combinaciones. Es un sentido que se desarrolla más tardíamente, ya que la alimentación de los primeros meses es limitada. Los bebés suelen alimentarse de leche materna o artificial, por lo menos, durante los seis primeros meses de vida. A partir de ese momento, acostumbra a introducirse la alimentación complementaria, la cual le permitirá descubrir y estimular el gusto de una manera mucho más potente.

A estos cinco sentidos básicos podemos añadir dos más que, a pesar de ser menos conocidos, son muy importantes para el desarrollo del bebé: el propioceptivo y el vestibular.

6. **El sistema propioceptivo** le permite al bebé sentir la posición de su cuerpo. Los receptores de este sentido son los músculos, los tendones y las articulaciones. La propiocepción lo ayuda a moverse y a realizar algunas actividades como vestirse o desenroscar la tapa de un bote, por ejemplo. El sistema propioceptivo, tal como indica su nombre, proporciona la percepción del propio cuerpo y

permite que el pequeño pueda definir un esquema mental corporal.

7. **El sistema vestibular** se sitúa en el oído interno. Es el responsable del sentido del equilibrio y el movimiento: permite al bebé moverse sin caerse. Gracias a él, los niños empiezan a caminar, correr, ir en bici y sentir la velocidad con la que lo hacen. El sistema vestibular está situado en el oído, pero no tiene que ver con la audición, sino que controla la postura, el equilibrio, el tono muscular, los movimientos oculares y la orientación espacial.

Los cinco sentidos comúnmente conocidos son los relacionados con las sensaciones externas, las que vienen de fuera y nos informan de lo que ocurre a nuestro alrededor. El sistema propioceptivo y el vestibular, en cambio, nos informan de las sensaciones internas, propias de nuestro cuerpo en el espacio y de su movimiento. En este primer capítulo sobre estimulación sensorial, me centraré en los cinco primeros sentidos y, más adelante, en el siguiente, el de la estimulación física, hablaré sobre el sistema vestibular y propioceptivo.

Estimulación táctil

Para entender la estimulación táctil vamos a pensar en cómo siente el bebé durante sus primeros meses de vida.

Al nacer, cuenta con varias vías de conocimiento; no obstante, en la cabeza están la mayoría de los sentidos y, por tanto, los receptores de las sensaciones. En la cara tiene los ojos, la nariz, las orejas, la boca y, además, la cabeza es la parte más grande en relación con el resto del cuerpo. Es decir, podría decirse que de cuello para arriba tiene sus receptores y que el bebé está bastante desconectado de lo que hay de cuello para abajo.

Será, sobre todo, a través de los estímulos táctiles —y a la maduración— que irá descubriéndose y conociendo su cuerpo. El tacto es un sentido muy especial, presente en todo el cuerpo y, por ello, nos permite conocerlo para luego poder controlarlo y utilizarlo a nuestro gusto. Es muy común ver cómo un buen día el bebé empieza a jugar y descubrir sus manos y sus pies. Lo primero que suele hacer es tocarlos, moverlos y llevárselos a la boca. Los experimenta y toma mayor conciencia de su existencia.

La estimulación táctil se da continuamente a través de las distintas interacciones del bebé con sus cuidadores y a través de los materiales de su entorno. Por tanto, las situaciones ideales para estimular el tacto son muy fáciles y naturales en el cuidado y la crianza diarios. Algo tan natural como los besos, los abrazos y las caricias hacen posible que el pequeño descubra su cuerpo.

Durante el baño también estimulamos el cuerpo. Al sumergir su cuerpo en el agua recibe una gran estimulación táctil. Por medio del contacto con nuestras manos y con las esponjas, intensificamos esa estimulación. Los masajes son otra oportunidad ideal para estimular y nos permiten potenciar el vínculo, conectar con el bebé, establecer un espacio de relajación o, según la circunstancia, de activación. Si estás interesado en conocer más sobre los beneficios del masaje, no dudes en contactar con AEMI (Asociación Española de Masaje Infantil).

Según pasan los meses, el tacto va desarrollándose. El contacto repetido con el entorno y la posibilidad de movimiento permiten que vaya madurando. Como es importante que pueda sentir directamente los estímulos, el bebé debe ir vestido con ropa ligera e ir descalzo siempre que sea posible.

A continuación, vamos a ver algunas actividades estimulantes del tacto. Antes de iniciarte, recuerda «Las reglas del juego» (el último punto del capítulo 2).

1. LA CESTA DE LAS TEXTURAS

Descripción

Se trata de una actividad sensorial en la que, a través de texturas y contrastes, activamos el cuerpo del bebé. Consiste en hacerle sentir las diferentes texturas y frotarlas suavemente sobre la piel de todo su cuerpo.

Antes de empezar, háblale, muéstrale la cesta y explícale lo que vas a hacer. Enséñale las manos y los materiales que vayas a utilizar cada vez. Si empezamos con la pluma, primero se la acercamos para que la vea y, seguidamente, le enseñamos cómo se siente. Es recomendable que las primeras veces le hagamos sentir las zonas que pueda ver, es decir, las manos, los brazos, la cara...

Mientras lo hacemos, debemos explicarle el material que usamos, la textura que tiene y la parte que estamos haciéndole sentir para que pueda identificarla bien. Por ejemplo: «Esto es una pluma, es muy suave y ahora está rozando tu mano. ¿Te gusta?». Al utilizar la siguiente textura haremos lo mismo y explicaremos la diferencia con la textura anterior.

Tenemos mucho cuerpo para explorar e iremos centrándonos cada día en una parte. No queremos que se canse de la actividad. Por ello, es preferible hacer cada día un poco y acabar antes de que nos lo pida. A partir del momento en que notamos que lo disfruta mucho y quiere seguir, podemos ir alargando la actividad.

Según su expresión facial, sabremos si le gusta o le molesta. Debemos tener preparados otros materiales para ir variando y encontrar los que más disfruta.

Edad recomendada A partir de los 2 meses; empezar por las extremidades y, poco a poco, ir llegando al tronco. Vamos a ir de fuera para dentro.

¿En qué momento? Por la mañana, al comenzar el día. Antes o después del baño.

¿Cuántas veces? Una vez al día.

Duración de la actividad 3 minutos.

Progresión y consejos

✿ Durante la actividad, el bebé debe estar con poca ropa. Es preferible que solo lleve pañal.

✿ Usaremos siempre una sola textura cada vez.

✿ Si el niño ya tiene cierta habilidad manual, antes de empezar, puede examinar el material, pero respetándolo y evitando que se lo lleve a la boca, a pesar de ser su forma favorita de explorar las cosas.

✿ Podemos cantar una canción con tono suave que vaya nombrando las partes que vamos tocando.

✿ Podemos añadir un entorno tranquilo para relajarlo con música clásica. Si lo que queremos es activarlo, podemos poner una música con más ritmo.

✿ Cuando empiezan a gatear, suelen moverse mucho y no dejan que se les masajee. La interacción en esta actividad se complica. Podemos dejarla y retomarla al cabo de unos meses.

Materiales Una cesta con distintos materiales: pluma, cepillo suave, pieza de madera pulida, pieza de corcho, pieza de metal, pieza de porexpán, esparto, terciopelo, silicona rugosa...

Áreas estimuladas Estimulación táctil/auditiva/propioceptiva; también se refuerza el vínculo afectivo.

2. MIS PIES

Descripción

Se trata de masajear los pies del bebé para ayudarlo a identificarlos. Empezaremos insistiendo con los deditos, el empeine, la planta, el talón, los tobillos... Es importante masajear y nombrar las partes de lo que vamos tocando para que el bebé pueda ir identificándolas.

Edad recomendada A partir de los 2 meses.

¿En qué momento? Por la mañana, al empezar el día o después del baño.

¿Cuántas veces? Una vez al día.

Duración de la actividad 3 minutos, aproximadamente.

Progresión y consejos
✿ El masaje debe ser suave.
✿ Con el tiempo, podemos ir ofreciendo diferentes presiones, texturas como aceites, cremas... para potenciar el descubrimiento de los pies.

Materiales Aceite o crema.

Áreas estimuladas Estimulación táctil/propioceptiva y olfativa.

3. LA ALFOMBRA MÁGICA

Descripción

Se trata de una manta de juegos con diferentes texturas y materiales. Deja al bebé en la manta de juego, en el suelo, y cambiamos la postura: boca abajo y boca arriba. A medida que vaya sintiéndose cómodo, podemos ir alargando la actividad.

Es importante que el bebé pueda sentir bien la superficie sobre la que está. Para ello, debe ir con poca ropa, y mejor con los brazos y las piernas desnudos. Si hace frío, es aconsejable calentar la habitación o el espacio con un pequeño calefactor.

Es una actividad sensorial en la que el bebé va descubriendo su cuerpo a través del contacto con la superficie sobre la que está estirado y sintiendo las diferentes texturas, sonidos y colores.

Antes de empezar, le mostramos la manta y sus complementos. A continuación, lo colocamos, lo acompañamos y respetamos su ritmo. Nuestra intervención es importante para darle seguridad, enseñándole bien los distintos materiales. Uno a uno, sin prisas, y para ir alargando su momento de juego.

Es muy aconsejable dedicar un rato cada día para que vaya acostumbrándose. La Alfombra Mágica ha de convertirse en uno de sus espacios de juego diarios para disfrutar durante las horas de vigilia. El suelo ha de ser un lugar limpio y seguro, ya que será allí desde donde irá madurando y descubriendo el desplazamiento autónomo (arrastre y gateo). Es difícil que el bebé que está poco tiempo en el suelo desarrolle bien su potencial físico.

La manta puede comprarse —hay muchos modelos en el mercado— y luego podemos personalizarla añadiendo nuevas texturas que abran un abanico más amplio de sensaciones.

Algunos ejemplos de texturas: pompones de colores, cintas cortas (por seguridad), pedacitos cosidos de telas de tacto suave, otras más ásperas o cálidas, o más frías. También puede añadirse un pequeño espejo, sonajeros, cascabeles, saquitos de semillas para sentir su peso y que al moverlos hagan ruidos.

Edad recomendada A partir de los 2 meses y hasta que el bebé mantiene una buena postura boca abajo e intenta iniciar el arrastre. En cuanto empieza a arrastrarse, es mejor ofrecerle la alfombra de espuma (*foam*), ya que esta le facilita más el desplazamiento: las mantas suelen arrugarse y muchas veces pueden ser un obstáculo para el avance del bebé.

¿En qué momento? Durante las horas de vigilia.

¿Cuántas veces? Varias veces al día, cambiando de actividad antes de que muestre malestar (quejas).

Duración de la actividad 2 minutos e ir alargando según el estado de ánimo del bebé. Lo ideal es que, con el tiempo, pueda disfrutar de ratos más largos.

Progresión y consejos
❀ Siempre bajo la supervisión de un adulto.
❀ Al principio, muy poco rato y que siempre se sienta muy acompañado.
❀ Todos los materiales de la manta deben estar muy pensados para que garanticen la seguridad del bebé.

Materiales Manta de juego y elementos extras.

Áreas estimuladas Estimulación táctil/auditiva/visual/propioceptiva/motriz.

4. AL AGUA PATOS

Descripción

Vamos a aprovechar la hora del baño para estimular todo el cuerpo del bebé. Es un momento ideal porque sumergimos todo su cuerpo en un medio diferente al que está habituado, por lo que la estimulación es multisensorial.

Es importante que seamos muy cautos con su adaptación.

Preparamos la temperatura del espacio (el cuarto de baño) y del agua. Adecuamos la iluminación y podemos poner música de fondo, relajante o activa (según el objetivo). Dejamos que, poco a poco, disfrute del contacto con el agua y, siempre con cuidado y supervisión, permitimos que chapotee, salpique y tenga algunos juguetes/objetos a su alcance para que interactúe con ellos, los toque o tire al agua.

Es interesante usar una bañera grande, que permita el movimiento, y poner al bebé boca arriba apoyado sobre la espalda.

Es importante no excederse en la cantidad de agua. El bebé debe sentir el contacto de su cuerpo con el agua sin necesidad de que haya profundidad. El agua debe llegar justo al nivel por encima de sus oídos.

A partir de la experiencia con el agua, el bebé, poco a poco, irá descubriendo nuevas sensaciones, y que al mover sus piernas y sus brazos pasa algo: podemos mostrárselo suavemente ayudándole a moverlos.

Durante el baño, es importante hablarle, cantarle y llenarle de conocimientos relacionados con el agua y sus sensaciones.

Edad recomendada A partir de los 2 meses.

¿En qué momento? Durante el baño.

¿Cuántas veces? Una vez al día.

Duración de la actividad 5 minutos.

Progresión y consejos

✿ Es muy importante la seguridad en el agua y la supervisión continuada.

✿ Nunca hay que dejar solo al bebé en el agua.

✿ Lo ideal es iniciarse en la bañera de casa para proseguir con sesiones de matronatación.

✿ La actividad en el agua suele relajarlos y hace que los pequeños descansen mejor. Además, acostumbra a potenciar el apetito, con lo que también favorece su alimentación.

Materiales Bañera con agua de un tamaño que permita el movimiento del bebé.

Áreas estimuladas Estimulación táctil/visual/olfativa/gustativa/motriz. Es una actividad multisensorial muy completa.

5. MI MANO

Descripción

Masajear la palma de la mano del bebé lo ayuda a sentir y a moverla, a abrir y cerrarla, porque siempre suele tenerla así. Con los masajes, toma mayor conciencia de su mano.

Aunque durante los primeros meses tiene el reflejo prensil —cuando agarra algo, no es capaz de soltarlo—, poco a poco irá madurando, hará el agarre voluntario y, finalmente, la pinza.

Edad recomendada A partir de los 4 meses.

¿En qué momento? En cualquier momento del día en que el bebé esté receptivo.

¿Cuántas veces? Siempre que se quiera.

Duración de la actividad 3 minutos, aproximadamente.

Progresión y consejos

✿ Aprovechamos aquellos momentos tranquilos —de espera o de juego— para acariciar la mano del bebé.
✿ El dominio de las manos le abre un mundo por explorar.
✿ Además, este tipo de actividades facilita enormemente el desarrollo manual, que, a largo plazo, le permitirá una mayor autonomía a la hora de realizar sus rutinas.

Materiales Aceites naturales, crema o nada.

Áreas estimuladas Estimulación táctil y motricidad fina.

6. PINTA CON ALIMENTOS

Descripción

Ponemos al bebé sentado con una gran lámina de papel para pintar delante. Le ofrecemos alimentos de colores vivos, en trozos, en crema o mezclados con yogur, y dejamos que experimente con sus manos y plasme los colores sobre el papel.

Edad recomendada A partir de los 12 meses.

¿En qué momento? Después de la merienda puede ser un buen momento

¿Cuántas veces? No es una actividad diaria; de vez en cuando.

Duración de la actividad 3 minutos, aproximadamente.

Progresión y consejos

✿ Debemos ser cautos con los alimentos que le ofrecemos y su tamaño, por si se los mete en la boca.

✿ Dejamos que experimente, que explore, que se ensucie y ensucie la superficie sin miedo.

✿ Es recomendable que haga la actividad con poca ropa para que pueda sentir mejor las texturas y los colores. Al acabar, y no antes, podemos limpiar bien al niño y la superficie.

Materiales Remolacha, aguacate, fresa, naranja, tomate, calabaza... Las mezclamos con yogur y hacemos pintura.

Áreas estimuladas Estimulación táctil/visual/olfativa/gustativa/motriz. Desarrollo de la coordinación óculo-manual.

7. MI CUERPO

Descripción

Se trata de poner nombre a las partes del cuerpo a través del juego. Podemos usar canciones o, simplemente, jugar a imitar y repetir: «¿Dónde está tu rodilla? La mía está aquí». Y ambos la tocamos: «La tuya, aquí». Y se la tocamos para que la sienta.

Empezaremos con tres partes del cuerpo y cada semana iremos ampliando con tres más. En cuanto haya aprendido las partes básicas, podemos ir más allá y nombrar el codo, el hombro, la nuca, la muñeca, el tobillo... Esto lo ayudará a conocer mejor su cuerpo.

Edad recomendada A partir de los 12 meses.

¿En qué momento? En cualquier momento de juego.

¿Cuántas veces? Varias veces a la semana.

Duración de la actividad 3 minutos, aproximadamente.

Progresión y consejos

❀ Esta actividad debe hacerse varias veces a la semana.
❀ Puede llegarse a ser muy específico y hablar de músculos, huesos, etc.

Materiales Una canción de Bilulu y la cara (descarga gratuita en www.carmen-romero.com/productos/bilulu-la-cara/).

Áreas estimuladas Estimulación táctil/visual/auditiva. Propiocepción.

Estimulación auditiva

Gracias a los estímulos auditivos, tu bebé crea conexiones neuronales que le permiten ir aprendiendo a comunicarse. Como veíamos, aprende sobre el mundo y sobre cómo relacionarse con él, y lo hace de forma muy rápida, porque todo es nuevo y todo le interesa. Por eso, hablarle, cantarle y explicarle lo que sucede a su alrededor le facilita enormemente el conocimiento de su entorno.

Antes de nacer, el feto va creciendo, día a día, acompañado de la voz de la madre, de los latidos de su corazón y de cualquier sonido interno del cuerpo. Por eso, reconoce su voz desde el primer momento y le tranquiliza escucharla. Una vez que nace, cuando la oye hablar, busca con la mirada su voz. Los recién nacidos prefieren la voz humana a cualquier otro sonido y se sienten más atraídos por las voces de mujer. Posiblemente, se debe a estos estímulos que reciben durante el embarazo. Sin embargo, también se acostumbran muy pronto a la voz del padre, aunque esta suela ser más grave. Cuanto mayor sea la interacción del bebé con el padre, antes reconocerá su voz.

A edades tan tempranas, los bebés perciben todo tipo de sonidos por primera vez. La inmadurez auditiva con la que nacen provoca que oigan mejor los sonidos de alta intensidad, pero, en ocasiones, podemos ver cómo responden a ellos con reacciones de sobresalto, parpadeo, lloro... Gracias a la interacción diaria, van detectando más sonidos, con mayor facilidad, y sus respuestas emocionales van siendo cada vez más adecuadas.

En muchas familias, sobre todo en las de padres primerizos, se acostumbra a hablar poco al bebé. En general, los padres tenemos poca práctica en convivir con seres tan pequeños y, hasta que no se evidencia una mayor respuesta interactiva por parte del niño, no nos atrevemos a hablarle más. No obstante, es un gran acierto «colmarlo» de palabras y conocimiento, pues, cuanto más nos oiga, antes empezará a entendernos. Es algo parecido a aprender una lengua extranjera: la clave del éxito está en oír, exponerse a la lengua para poder aprenderla.

Por otro lado, el sonido de la música atrae a la mayoría de los bebés y los tranquiliza. Se trata de una respuesta natural estrechamente relacionada con aspectos emocionales. Lo curioso es que ellos también tienen sus preferencias, al igual que los adultos, y debemos saber encontrar la música que más les gusta. También es cierto que, si relacionan la música con un entorno estable, lleno de afecto y cariño, es más probable que les atraiga. La música contribuye al desarrollo intelectual. Por esta razón, no debemos perder la oportunidad de ofrecérsela al pequeño desde el primer día.

La música clásica, a pesar de estar poco presente en la mayoría de los hogares, es un gran elemento estimulante. Compositores como Mozart y Vivaldi son muy recomendables. Sus maravillosas obras están compuestas para ser tocadas con diversos instrumentos. Además, tienen unas frecuencias que favorecen la habilidad auditiva, la musicalidad y el aprendizaje de idiomas.

A través de la música, además de la estimulación auditiva, también podemos facilitar el movimiento, el conocimiento del cuerpo del bebé, el equilibrio y la coordinación. Estos aspectos son muy fáciles de potenciar en las primeras etapas, con poco esfuerzo, y por medio del juego y el baile podemos conseguir grandes beneficios. Bailar con él, balancearlo, voltearlo... es sencillo y muy agradecido.

La música moderna es asimismo una buenísima opción. Estimular la audición, disfrutar y bailar con nuestras piezas preferidas transmiten al pequeño que se halla en un espacio de armonía y gozo familiar.

Recuerda que el bebé es capaz de percibir las emociones de los adultos. Verás que si eliges una música que realmente disfrutas, él también lo hará. A veces, nos obligamos a bailar con música clásica pensando que es la más beneficiosa para el niño, pero lo que realmente importa es que la música nos haga sentir y disfrutar ese rato de audición o de baile con nuestro pequeño. No debemos olvidar que uno de los objetivos del baile es reforzar el vínculo afectivo.

Las canciones infantiles también son un gran recurso en el desarrollo del niño. La letra de las canciones infantiles suele ser sencilla y con rima, con un ritmo muy marcado y repetitivo, lo que permite recordarlas con facilidad. Gracias a estas cualidades, potencian la memoria, el ritmo y la adquisición de un vocabulario rico. Muchas de ellas, además, van acompañadas de unos gestos complementarios que facilitan muchísimo la interacción, la imitación, la coordinación y el control del cuerpo.

Existen infinidad de canciones infantiles. Hoy en día, gracias a internet, tenemos al alcance todo tipo de canciones para diferentes edades. Es bueno intentar buscar piezas simples, pero que aporten nuevos conocimientos (las partes del cuerpo, los colores, las cantidades, las letras...). De esta manera, aprovechamos la actividad musical para ampliar conocimientos.

La música puede estar muy presente en nuestro día a día y cada momento puede tener su canción: al despertarse, cuando recoge los juguetes, a la hora del baño, cuando toca ir a dormir... Sin lugar a duda, esto permitirá al niño prepararse, avanzarse a las acciones de las rutinas, a distinguir las distintas partes del día y a disfrutar de una manera más completa, sin sobresaltos, sorpresas o conflictos.

A continuación, vamos a ver algunas actividades estimulantes del oído. Antes de iniciarte, recuerda «Las reglas del juego» (el último punto del capítulo 2).

1. TE HABLO

Descripción

Se trata de hablar al bebé desde el primer día de manera rutinaria. Explicarle todo lo que vamos haciendo para que vaya conociendo el entorno. Pronto empezará a emitir sonidos y nuestra actitud es fundamental para que se anime a seguir haciéndolo y, poco a poco, a perfeccionar el lenguaje.

Los primeros meses suelen empezar a responder con gorgoritos; debe sentir que nos interesa, que valoramos su esfuerzo y conectamos con él. Así es cómo se inicia el lenguaje: intercambiando sonidos, respetando turnos, reforzando esa comunicación, interesándonos por sus sonidos y transmitiendo todo nuestro amor con gestos, con un tono de voz dulce y suave.

Edad recomendada Desde el primer día.

¿En qué momento? Durante las horas de vigilia.

¿Cuántas veces? En todo momento. Se habla siempre al bebé.

Duración de la actividad Lo que el bebé nos permita.

Progresión y consejos

✿ Cuanto más le hablemos, mejor: somos su enciclopedia.

✿ Esta actividad también hace que se sienta parte de la familia.

✿ Hacerlo en momentos tranquilos, de fácil interacción.

Materiales Ninguno en particular. El cuidador y el bebé.

Áreas estimuladas Estimulación auditiva. Vínculo afectivo.

2. LA CARA

Descripción

Se trata de cantar una canción infantil en la que se nombren/describan las partes de la cara. Por ejemplo esta: https://estimulacionparabebes.com/productos/bilulu-la-cara/ (descarga gratuita).

Edad recomendada A partir de los 8 meses.

¿En qué momento? Durante el tiempo de juego.

¿Cuántas veces? Varias veces al día.

Duración de la actividad 3 minutos, aproximadamente.

Progresión y consejos

✿ Podemos ir ampliando los detalles de la cara y que vaya identificando cada vez más partes.

✿ Es recomendable repetir diversas veces la canción durante varios días seguidos para que el pequeño pueda memorizarla y aprender a identificar las diferentes partes.

Materiales Canción de la cara: www.carmen-romero.com/productos/bilulu-la-cara/.

Áreas estimuladas Estimulación auditiva/visual. Propiocepción y memoria.

3. ABANICO MUSICAL

Descripción

Se trata de escuchar diferentes tipos de música con una buena variedad de elementos. Puede empezarse con un fragmento de una pieza tranquila y moverse al son de la música con el bebé. Luego, poner un fragmento de ritmo rápido. Después, podemos parar de golpe y comenzar de nuevo. Poner la música a mucho volumen, pero sin llegar a que moleste al bebé, y a continuación bajita, que apenas se oiga. Poner música ejecutada con un solo instrumento, luego con instrumentos de un solo tipo, más tarde por una gran orquesta, etc.

Edad recomendada A partir de los 12 meses.

¿En qué momento? Durante el tiempo de juego.

¿Cuántas veces? Una vez a la semana.

Duración de la actividad 3 minutos, aproximadamente.

Progresión y consejos

✿ Cuando el bebé no se sostiene de forma independiente, lo moveremos nosotros cogido en nuestros brazos. En el momento en que se sienta, lo podemos acompañar desde el suelo y mover los brazos. Cuando se mantiene de pie y camina, podemos animarlo a moverse al son de la música.

Materiales Un altavoz para reproducir la música.

Áreas estimuladas Estimulación auditiva/vestibular/de propiocepción. Vínculo afectivo.

4. ANIMALES DE LA GRANJA

Descripción

Se trata de exponer al bebé a los diferentes sonidos de los animales: mostrarle al bebé el animal y su sonido.

Podemos imprimir la imagen de cada uno de los animales de la granja que queremos trabajar (gallo, gallina, vaca, oveja, pato, perro, gato, burro, caballo...) y las plastificamos en forma de fichas.

Al principio, le mostramos cada una de las imágenes al bebé y nombramos cada animal. Luego le enseñamos cada una de las imágenes y hacemos el sonido de cada uno de los animales.

Repite durante varios días. Verás que muy pronto los identificará y repetirá los sonidos.

Podemos colgar las imágenes en la pared o fijarlas en el suelo para que el bebé pueda verlas todas. Entonces, podemos hacer el sonido y pedirle que señale el animal correcto o que vaya a coger la ficha del animal cuyo sonido se oye.

Es una maravillosa forma de seguir instrucciones, estimular el oído e identificar conceptos, potenciar el prelenguaje y, a partir de aquí, descubrir cualidades y detalles de los animales de la granja.

Edad recomendada A partir de los 12 meses.

¿En qué momento? Durante el tiempo de juego.

¿Cuántas veces? Una vez al día varios días seguidos.

Duración de la actividad 5 minutos.

Progresión y consejos

❀ Los animales de la granja constituyen un gran atractivo para los más pequeños. Además, a través de ellos, pueden adquirir un sinfín de conocimientos (sonidos, pero también texturas, colores, cantidades...).

❀ Al principio, es posible que los sonidos que imiten los bebés no sean muy parecidos a los reales, pero es importante que los celebremos y los demos por buenos para mantener su motivación.

❀ Es muy recomendable llevar al bebé a una granja para que pueda conocer los animales de verdad.

❀ Es importante que las fichas estén plastificadas para que el bebé pueda manipularlas sin romperlas.

Materiales Imágenes realistas y simpáticas de animales de la granja impresas en fichas y plastificadas. Audios de sonidos de animales. Material en la web de la autora: www.carmen-romero.com

Áreas estimuladas Estimulación auditiva/visual/intelectual.

5. PROGRAMA DIARIO DE MÚSICA CLÁSICA

Descripción

Se trata de exponer al bebé a música clásica durante 2 minutos cada día.

Cada mes elegimos un compositor (Mozart, Vivaldi, Bach, Beethoven...), un instrumento (violín, piano, arpa, flauta travesera, violonchelo...) y una pieza de ese compositor para escucharla con el bebé.

Podemos crear láminas con la imagen del compositor y del instrumento de ese mes y colgarlas en la pared de la zona donde vamos a hacer la audición. Cuando empieza a sonar la música, nos acercamos a las imágenes y se las mostramos al pequeño. Dejamos que vea al compositor y el instrumento. Le decimos cómo se llaman y disfrutamos de la audición.

A través de este material podemos organizarnos y planificar las audiciones. Es recomendable la continuidad.

Edad recomendada A partir de los 12 meses.

¿En qué momento? Por la mañana, durante el tiempo de juego o antes del baño.

¿Cuántas veces? Una vez al día.

Duración de la actividad 2 minutos.

Progresión y consejos

✿ Al ser constantes, el bebé pronto aprende a reconocer al compositor y su pieza.

✿ Verás que tú también aprovecharás para aprender cosas nuevas y crear un ambiente adecuado.

✿ Es una manera de consolidar la unión y el vínculo afectivo. Piensa que escuchar música es algo que siempre anima y dibuja una sonrisa en nuestra cara; además, es una herramienta muy útil para momentos en los que el bebé está inquieto o molesto.

Materiales Láminas con compositores y con instrumentos. Tabla de audiciones mensuales. Material en la web de la autora: www.carmen-romero.com

Áreas estimuladas Estimulación auditiva/visual/intelectual.

Estimulación visual

El desarrollo de la visión va consolidándose, desde los primeros días de vida, gracias a los estímulos del entorno y a la maduración propia del bebé. Además, el desarrollo de este sentido le reporta grandes beneficios: cuanto más hábil sea a la hora de percibir, más conocerá, mejor interactuará y eso lo llevará a acceder a nuevas experiencias que impulsarán aún más las conexiones neuronales.

La visión de los niños, durante las primeras semanas de vida, es muy inmadura, su capacidad visual es muy limitada, hasta el punto de que prácticamente no ven. Su entorno es borroso y apenas aprecian los colores. En la imagen que hay a continuación podemos ver una aproximación de la visión durante los seis primeros meses de vida.

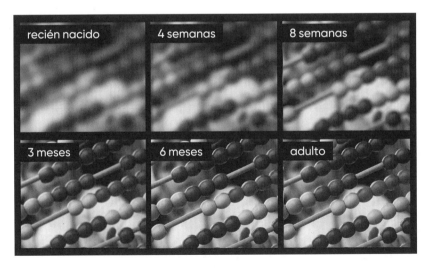

* Al tratarse de un libro impreso a una tinta, no se aprecia la evaluación de la percepción del color en esta imagen, pero va paralela a la nitidez.

Al principio, los grandes contrastes son los que facilitan a los bebés el poder detectar lo que los rodea. De forma natural, las sombras que se producen en el entorno suponen un gran contraste y son los primeros estímulos visuales que los pequeños perciben. Se trata del contraste más puro, el blanco y negro. Poco a poco, a medida que van desarrollando la visión, irán identificando otros colores como el rojo, el amarillo y el resto de los colores primarios y llamativos.

Por eso, exponerlos a grandes contrastes es una buena manera de estimular su visión. Sin embargo, generalmente los bebés suelen estar rodeados de colores suaves —blancos, crudos, colores pasteles...— que, aunque son muy dulces y relajantes, resultan muy poco beneficiosos para la estimulación visual. Es cierto que parece poco armonioso tener a un bebé en una habitación con paredes en blanco y negro y colores llamativos, pero podemos buscar algún rincón con estas tonalidades en el espacio de juego durante los momentos de vigilia.

Es muy recomendable estimular la visión antes de los 6 meses; es entonces cuando está desarrollándose de forma intensa y rápida. Para los niños que nacen con problemas visuales, los seis primeros meses son determinantes para facilitarles al máximo su evolución futura.

Por otro lado, los bebés se sienten enormemente atraídos por las formas redondeadas. La cara de los cuidadores, los ojos, la boca... Así pues, también es muy importante hablarle al pequeño e interaccionar con él para fortalecer el vínculo afectivo y potenciar la comunicación no verbal. El bebé que percibe mejor también se relaciona mejor.

En esta imagen verás un ejemplo de lámina en blanco y negro con figuras circulares que suele ser muy atractiva para el niño durante los primeros meses. Puedes descargarte el documento de

contrastes accediendo a www.carmen-romero.com/productos/
contrastes/.

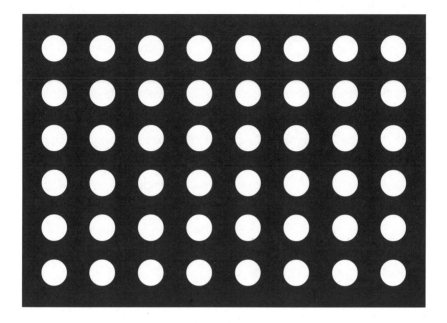

A continuación, vamos a ver algunas actividades estimulantes para la vista. Antes de iniciarte, recuerda «Las reglas del juego» (el último punto del capítulo 2).

1. CONTRASTES

Descripción

Se trata de poner las láminas con imágenes en blanco y negro en su entorno más cercano.

Debemos hablar al bebé, llamar su atención para que dirija su mirada hacia las láminas y ponerlas justo delante de nosotros, por debajo de la barbilla, para que pueda identificar nuestra cara. Para el niño, la cara del cuidador es algo naturalmente muy estimulante.

El contraste de colores de las láminas facilitará identificarlas y, poco a poco, irá contactando con ellas. Las láminas deben ser mostradas a unos 20 centímetros de los ojos del bebé. Cuando empieza a identificarlas hay que moverlas muy lentamente para que las pueda ir siguiendo con la vista.

Aprovechamos los momentos de vigilia para enseñárselas o ponerlas cerca de donde se encuentre. Veremos que en pocos días se interesa, incluso al mover las láminas dentro de su campo visual intentará seguirlas.

También podemos colocar las láminas cerca de su cambiador, de su hamaca, de la zona de juego o de cualquier lugar donde suela pasar tiempo despierto.

Edad recomendada A partir de los 15 días.

¿En qué momento? En momentos de vigilia, durante el tiempo de juego.

¿Cuántas veces? Dos veces al día.

Duración de la actividad 1 minuto, aproximadamente.

Progresión y consejos

❀ Es muy importante hablarle para que fije su vista en las láminas.

❀ Generalmente, es aconsejable que los diseños sean, sobre todo, circulares, pues es la forma que más le atrae.

❀ Podemos mover las láminas desde el centro hacia la derecha y, después, desde el centro a la izquierda. Debemos intentar que siga las láminas. Por eso, al principio el movimiento ha de ser muy lento. Con la práctica, debemos lograr que sea capaz de seguir el desplazamiento de la lámina de unos 180 grados de derecha a izquierda y de izquierda a derecha.

❀ También podemos alejar y acercar la lámina para potenciar su visión y desplazar lentamente las láminas desde la altura de sus ojos hacia arriba y hacia abajo.

❀ Es fundamental mover las láminas lentamente para que pueda seguirlas. Si vemos que desconecta y deja de mirar, podemos volver a empezar en el punto donde se quedó.

Materiales Láminas con diseños en blanco y negro, de un tamaño mínimo de DIN-A-4. Material en la web de la autora: www.carmen-romero.com

Áreas estimuladas Estimulación visual/auditiva. Vínculo afectivo.

2. A OSCURAS

Descripción

Se trata de ayudar a dilatar y contraer la pupila del ojo.

Para ello, entraremos en una habitación a oscuras, contaremos hasta 10 para conseguir que se dilate la pupila y encenderemos una luz intensa para que se contraiga de nuevo.

Repetiremos el ejercicio tres veces.

Mientras estemos a oscuras con el bebé, debemos hablarle y explicarle que no hay luz, pero que en breve habrá. En el momento en que encendemos la luz, le sonreímos y nos fijamos en su pupila hasta que se haya contraído.

Edad recomendada De 2 a 6 meses.

¿En qué momento? Durante las horas de vigilia.

¿Cuántas veces? Una vez al día.

Duración de la actividad 2 minutos.

Progresión y consejos

✿ Al principio necesitará tiempo para contraer y dilatar la pupila. Tiene la visión inmadura, pero poco a poco lo hará cada vez más rápido.

Materiales Un espacio que pueda quedar totalmente a oscuras y una lámpara o foco de luz intensa.

Áreas estimuladas Estimulación visual/auditiva.

3. VELOS MULTICOLORES

Descripción

Esta actividad es muy variada. Se trata de tener al bebé recostado sobre su espalda y mostrarle un pañuelo de un color primario y llamativo. Decirle el color. Contamos 1, 2 y 3, y nos cubrimos los dos con el pañuelo de ese tono. Es como si hiciéramos una tienda de campaña apoyada en la cabeza del adulto. Mientras estamos cubiertos, le vamos nombrando el color del pañuelo, le sonreímos y disfrutamos de la experiencia.

Repetimos esta actividad con distintos colores primarios. Le damos información visual y auditiva para que aprecie el color y táctil, ya que al mismo tiempo está sintiendo el contacto de la tela en el cuerpo.

Edad recomendada A partir de los 4 meses hasta que empiezan a gatear, cuando necesitan moverse y es complicado conseguir que se queden quietos.

¿En qué momento? Cuando el bebé esté receptivo y descansado: después del desayuno o de la merienda.

¿Cuántas veces? Una vez al día.

Duración de la actividad 3 minutos, aproximadamente. Acabarla antes de que se canse.

Progresión y consejos

❀ Al principio, podemos jugar con telas de colores traslúcidas y, en cuanto el bebé se acostumbre al juego, podemos utilizar telas opacas.

❀ Es importante que las telas sean lisas, de un color llamativo y que no cree confusión a la hora de identificarlo.

Materiales Pañuelos lisos, telas de colores, traslúcidas y opacas. Las telas deben tener una medida máxima de 60 x 60 centímetros para que puedan cubrir bien al bebé, pero que al mismo tiempo le permita manipularla con facilidad.

Áreas estimuladas Estimulación visual/auditiva/táctil. Propiocepción. Vínculo afectivo.

4. ¡CUCÚ, AQUÍ ESTÁS!

Descripción

En el momento en que el bebé tolera bien la actividad anterior, podemos hacer lo mismo, pero cubriendo solamente al bebé con el pañuelo traslúcido, que pueda vernos sonreír desde fuera. Se trata de conseguir que el pequeño vaya aprendiendo a quitarse el pañuelo de encima.

Podemos ayudarlo estirando ligeramente el pañuelo por un extremo a medida que él va moviéndose, para que sienta que sus movimientos son efectivos y así facilitarle el objetivo.

A partir de este momento, podemos jugar al Cucú, que consiste en cubrir al bebé e interaccionar con él haciendo ver que no está. En cuanto él nos haga algún ruido, lo miramos y decimos: «¡Cucú, aquí estás!».

Edad recomendada A partir de los 6 meses.

¿En qué momento? Momentos de vigilia en el que siente ganas de interaccionar o en momentos que esté un poco nervioso. Esta actividad suele calmarlos y distraerlos.

¿Cuántas veces? Una vez al día.

Duración de la actividad 3 minutos, aproximadamente. Es importante que el bebé no se canse del juego, por lo que debemos acabar antes de que nos lo pida. Es preferible que se quede con ganas de seguir jugando para mantener su motivación para la siguiente vez.

Progresión y consejos

✿ Iniciaremos la actividad con pañuelos traslúcidos, para que pueda vernos a través de la tela y, a medida que vaya teniendo cierta habilidad, podemos probar con pañuelos opacos.

Materiales Pañuelos de tela.

Áreas estimuladas Estimulación visual/auditiva. Propiocepción. Vínculo afectivo.

5. ¡SÍGUEME!

Descripción

Esta actividad consiste en mostrar al bebé un objeto atractivo, con colores contrastados. Es preferible si, además, tiene sonido: sonajero, campana, muñeco con cascabel. Se lo acercamos para que lo vea, lo toque y, si tiene capacidad, para que lo explore. Le permitimos que se fije en él y lentamente lo movemos en diferentes direcciones.

Edad recomendada A partir de los 4 meses.

¿En qué momento? Durante el tiempo de juego.

¿Cuántas veces? Una vez al día.

Duración de la actividad 3 minutos.

Progresión y consejos

✿ En cuanto vemos que sigue bien el objeto, podemos ir alejándolo, manteniendo su mirada.

✿ También podemos esconderlo y preguntarle dónde está, hacerlo sonar hasta que lo busque con su mirada y mostrárselo de nuevo acercándoselo.

Materiales Objetos de colores contrastados y atractivos para el bebé. Preferiblemente si tienen sonido.

Áreas estimuladas Estimulación visual/auditiva. Vínculo afectivo.

6. LA LINTERNA

Descripción

Se trata de entrar en una habitación a oscuras y encender una linterna. El contraste de la luz atrae al bebé y hace que siga su movimiento. Podemos enfocarla a la pared, al techo, al suelo y a diferentes objetos de la habitación. La movemos lentamente para que nuestro pequeño pueda seguirla.

Edad recomendada A partir de los 4 meses.

¿En qué momento? Durante el tiempo de juego.

¿Cuántas veces? Puntualmente.

Duración de la actividad 5 minutos.

Progresión y consejos

❀ Si vemos que el bebé se asusta en la oscuridad, podemos hacer esta actividad con una luz muy tenue y una linterna potente.

❀ Es normal que al principio le cueste seguir la luz, por eso lo hacemos con movimientos lentos.

❀ En cuanto esté acostumbrado a esta actividad, podemos añadir música. También podemos agregar varias linternas y, si el pequeño quiere, puede manejar una de ellas.

Materiales Una linterna.

Áreas estimuladas Estimulación visual/auditiva.

Estimulación olfativa

Vamos a dedicar este apartado a la importancia del olfato para el desarrollo del bebé.

Al nacer, el niño conecta al instante con el olor de la madre y de su leche y consigue así relajarse de forma inmediata. Asocia ese olor con la protección, el confort y el bienestar. Por tanto, el olfato es, sin lugar a duda, un sentido estrechamente relacionado con el instinto de supervivencia.

A pesar de su importancia, los padres no solemos tenerlo muy presente. Nos da la sensación de que, con esa naricita tan pequeña, poco debe percibir. Pero el pequeño hace uso de su olfato desde las primeras horas. Así que estimularlo es sencillo y beneficioso.

En primer lugar, debemos contar con los olores propios del entorno natural. Por desgracia, hoy en día, por cuestiones de exceso de higiene y de alimentación industrial, muchos de los estímulos olfativos se han neutralizado. Los espacios están tan limpios que dejan de tener su olor natural y los alimentos que compramos en el supermercado generalmente ya no tienen ese aroma que desprenden en su lugar de origen. Por ejemplo, una manzana recién cogida del árbol tiene un aroma que te envuelve mucho más intensamente que aquella que compramos en la tienda de debajo de casa.

Debemos tener en cuenta que el olfato está muy relacionado con las emociones. Los olores son capaces de activar las estructuras emocionales del cerebro. Pueden llegar a transportarnos a momentos pasados acompañados de sentimientos y emociones. ¿A quién no le ha ocurrido entrar en un lugar con un olor determinado y rememorar muy intensamente situaciones del pasado? Los olores pueden llevarnos en cuestión de segundos a escenarios que recordamos vagamente.

Además, el olfato nos ayuda a relacionarnos mejor con el entorno. Gracias a los olores podemos detectar alertas, que nos informan de si debemos entrar o salir de un lugar, por ejemplo. Hay olores que nos relajan, otros que nos activan, muchos de ellos nos atraen y otros tantos pueden causarnos un gran rechazo.

Este sentido es también un gran facilitador social. El olor natural del bebé hace que sea atractivo para cogerlo y achucharlo, le facilita el cariño y protección de sus cuidadores, que es justamente lo que necesita para su supervivencia.

Al mismo tiempo, el olfato ayuda al niño a reconocer los diferentes miembros de la familia. El contacto directo con cada uno de ellos, cuando lo alimentan, lo cuidan, lo asean... le permite ir identificando el olor propio y personal de los que forman parte de su entorno más cercano. Así pues, el olfato le va posibilitando cierta autonomía e independencia para relacionarse con otros. Le permite sentirse atraído por otras personas además de su madre. Muy pronto empezará a sentirse cómodo con su propio olor, y es posible que fácilmente se apegue a su dudú o mantita impregnada de su misma saliva, sudor, colonia... que le transmitirá confort y calma. Por eso es recomendable no lavarlo muy a menudo, sobre todo al principio, pues perdería su atractivo aroma.

A continuación, vamos a ver algunas actividades estimulantes del olfato. Antes de iniciarte, recuerda «Las reglas del juego» (el último punto del capítulo 2).

1. EL PAÑUELO DE MAMÁ

Descripción

Se trata de impregnar un pañuelo con el olor de la madre. Puede ser con su perfume habitual o simplemente con el olor natural de su piel.

Para eso, la madre (o padre o cuidador con el que el bebé tenga un buen vínculo), deberá tener el pañuelo en contacto con su piel durante varias horas y acercárselo al bebé en momentos en los que va a ausentarse.

El olor relaja al bebé y le hace sentir en su zona de confort.

Edad recomendada Desde el nacimiento.

¿En qué momento? En cualquier momento.

¿Cuántas veces? Siempre que el cuidador se ausente.

Duración de la actividad No hay tiempo limitado.

Progresión y consejos

✿ Podemos tener varios pañuelos de las personas cercanas con las que tenga mayor vínculo.

Materiales Pañuelo pequeño y perfume de mamá o figuras de apego más cercanas.

Áreas estimuladas Estimulación olfativa/táctil/visual.

2. AROMAS QUE ENAMORAN

Descripción

Se trata de mostrarle los olores básicos que suelen agradarnos: el olor del café, del zumo de naranja, de la infusión, de la sopa, del bizcocho, de nuestro perfume preferido...

Exponemos el bebé a los olores y le explicamos qué es.

Somos facilitadores de conocimiento del entorno y a través del olfato podemos enseñarle las cualidades de algunos elementos cercanos.

Edad recomendada A partir de los 6 meses.

¿En qué momento? Un buen momento es durante las comidas.

¿Cuántas veces? De forma esporádica, en el día a día.

Duración de la actividad 2 minutos.

Progresión y consejos

✿ Cuando ya sabe identificar el olor, podemos sofisticar la actividad. Cogemos alguno de los objetos que conoce y lo tapamos con una tela sin que lo vea. Lo acercamos para olerlo y nombramos posibilidades. Finalmente destapamos para descubrir el elemento.

Materiales Elementos con olor del entorno cercano del bebé: comida, perfumes, productos de higiene...

Áreas estimuladas Estimulación olfativa e intelectual.

3. EL JARDÍN DE LAS FLORES

Descripción

Se trata de mostrarle al bebé tres o cuatro tipos de flores. Se las enseñamos y le decimos el nombre. Hablamos de sus cualidades: color, olor, tamaño, partes... Se las acercamos para que sienta su olor. Finalmente, le permitimos que las explore.

Edad recomendada Más de 18 meses.

¿En qué momento? Durante el tiempo de juego.

¿Cuántas veces? Puntualmente.

Duración de la actividad 5 minutos.

Progresión y consejos

✿ En el momento de explorar las flores, debemos tener cuidado de que no se las meta en la boca. Lo ayudaremos a olerlas, sentirlas y apreciarlas de forma muy cercana, pero sin que se las meta en la boca.

Materiales Flores variadas.

Áreas estimuladas Estimulación olfativa e intelectual.

4. MIS PLANTAS FAVORITAS

Descripción

Se trata de activar el olfato con plantas aromáticas frescas: albahaca, eneldo, lavanda...

Ponemos en una bolsa de tela ligera las hojas frescas y se la acercamos para que pueda apreciar su olor. La bolsa debe permitir apreciar el aroma. Le mostramos la planta si la tenemos accesible o simplemente una foto grande en la que pueda apreciarla. Le explicamos detalles de esta planta, su nombre, su tamaño, su olor, color y uso.

Edad recomendada A partir de los 8 meses.

¿En qué momento? Durante el tiempo de juego.

¿Cuántas veces? Puntualmente.

Duración de la actividad 5 minutos.

Progresión y consejos

✿ Podemos ir ampliando el abanico de aromas (plantas) según vayamos progresando.

Materiales Bolsa de tela fina pero opaca. Lámina con imagen de la planta que estamos oliendo.

Áreas estimuladas Estimulación olfativa/intelectual.

Estimulación gustativa

Desde el vientre de la madre, el feto va desarrollando el sentido del gusto. Eso ocurre a través del líquido amniótico y a partir de la semana 21 de embarazo. Más adelante, durante la lactancia materna, el bebé también es capaz de percibir sabores según lo que haya comido la madre. Suele preferir aquellos que ha tomado durante la gestación.

A partir de los 6 meses suele iniciarse la alimentación complementaria y de forma progresiva se va abriendo una amplia gama de sabores y texturas. Es interesante ofrecer variedad para que pueda mostrar sus preferencias.

El sentido del gusto y del olfato están estrechamente relacionados. Se hallan muy unidos por aspectos fisiológicos y psicológicos. Sin embargo, el olfato se desarrolla con más fuerza desde los primeros días y el gusto lo hará de un modo más progresivo.

A través de la estimulación del gusto, desarrollamos también aspectos relacionados con la succión, la masticación, la deglución, el control de babeo, la alimentación y el lenguaje. Así que la estimulación gustativa por medio de diferentes alimentos también puede facilitarnos varios procesos de desarrollo al mismo tiempo.

Para todos los padres, la alimentación de nuestros hijos es de suma importancia, pues es una necesidad básica en su desarrollo. Queremos que nuestro pequeño coma y lo haga de la mejor forma posible. Los primeros meses nos centramos en la lactancia, en la succión y en la buena digestión. Pero pronto empieza a complicársenos con los sabores y las texturas. Debemos ser muy positivos, creativos y flexibles a la hora de presentar nuevos alimentos.

La alimentación está muy relacionada con aspectos emocionales y es importante establecer una buena conexión desde edades tempranas para potenciar un buen desarrollo, un fuerte vínculo con nuestros hijos y disfrutar de ella desde el principio.

Podemos potenciar la estimulación del gusto desde el momento en que introducimos la alimentación complementaria. En primer lugar, debemos confiar en un profesional que nos guíe acerca de los alimentos que hemos de ir incorporando. Una buena alimentación debe empezar desde el embarazo, pues hará que luego tu peque se sienta más atraído por esos alimentos. También tenemos que ofrecer distintos sabores que le permitan disfrutar y distinguir sus preferencias en los alimentos.

A continuación, vamos a ver algunas actividades estimulantes del gusto. Antes de iniciarte, recuerda «Las reglas del juego» (el último punto del capítulo 2).

1. MASAJE EN LA BOCA

Descripción

Se trata de ir tocando suavemente la zona orofacial del bebé, pasando por los labios, la lengua, las encías, los dientes, las paredes interiores de la boca... Realizaremos un masaje muy suave para ayudar a identificar y potenciar los músculos de la boca.

Utilizaremos un cepillo de silicona, mordedores de distinta rugosidad y dureza, las manos con fundas de dedo para estimular esa zona.

Edad recomendada A partir de los 12 meses.

¿En qué momento? Por la mañana o por la noche, al lavarse los dientes.

¿Cuántas veces? Una vez al día.

Duración de la actividad 2 minutos.

Progresión y consejos

✿ Los niños son imitadores, por eso es recomendable que vean cómo nos lavamos los dientes y cómo nos hacemos masajes.

✿ Podemos ofrecerle los materiales para que los explore y los conozca bien antes de empezar la actividad.

✿ A veces se sienten atraídos por esta actividad. Otras veces no. Debemos ser respetuosos si no es de su agrado.

Materiales Cepillo de silicona, mordedores de diferentes texturas, fundas de dedos.

Áreas estimuladas Estimulación gustativa y del lenguaje.

2. COMEMOS TEXTURAS

Descripción

Se trata de presentar a nuestro pequeño el mismo ingrediente, pero en diferentes texturas para que las toque, las pruebe y experimente con ellas. Podemos presentarlo en sólido entero crudo, sólido entero cocinado, sólido en cubitos, aplastado con tenedor, en puré, en crema, en sopa... El bebé jugará con las texturas; algunas las probará, otras las rechazará... lo que nos posibilitará saber bien cuáles son sus preferencias.

Edad recomendada A partir de los 18 meses.

¿En qué momento? En un momento tranquilo, en el que el pequeño esté predispuesto a participar.

¿Cuántas veces? Esporádicamente.

Duración de la actividad 10 minutos, vigilando la motivación del pequeño. Acabar siempre antes de que nos lo pida.

Progresión y consejos
- Podemos variar de ingredientes y de texturas cada vez.
- Ingredientes como el calabacín, la zanahoria, la manzana... pueden ser muy adecuados para iniciarse.
- Nuestra actitud activa y positiva frente a los alimentos es determinante en el éxito de la actividad.

Materiales Alimentos con distintas texturas.

Áreas estimuladas Estimulación gustativa y sensorial.

3. LENGUA DE RANITA

Descripción

Se trata de jugar con el bebé. Haremos que se mire al espejo. Le impregnaremos, alrededor de la boca, un alimento para que se lo quite con la lengua. Pueden mezclarse sus sabores preferidos con otros sabores que permitan el contraste: dulce, salado, agrio...

Observaremos su reacción y si muestra alguna preferencia o rechazo.

Utilizaremos distintos alimentos de texturas diferentes para que las pruebe, por ejemplo, gelatinas de sabores.

Edad recomendada A partir de los 18 meses.

¿En qué momento? Durante el tiempo de juego.

¿Cuántas veces? Una vez a la semana.

Duración de la actividad 5 minutos.

Progresión y consejos

❀ Primero nosotros haremos de ejemplo y le mostraremos que es algo divertido.

❀ Es importante que se vea en el espejo; asimismo, debemos evitar que use sus manos dándole algún objeto para que las tenga ocupadas y conseguir que mueva su lengua.

Materiales Espejo y alimentos cremosos.

Áreas estimuladas Estimulación gustativa y del lenguaje.

4. CHUPADEDOS

Descripción

Se trata de manchar los dedos del pequeño con distintos sabores que le agraden y estén contrastados (dulce, salado, agrio...). Empezaremos con un dedo y debe chuparlo para limpiarse.

Nosotros también haremos lo mismo.

Debemos observar bien cuáles son los que le gustan y motivarlo para que juegue y saboree el alimento hasta que desaparezca del dedo.

Edad recomendada A partir del momento en que introducimos la alimentación complementaria.

¿En qué momento? Durante el tiempo de juego.

¿Cuántas veces? Una vez a la semana.

Duración de la actividad 5 minutos.

Progresión y consejos

✿ Si apenas tiene 6 meses, comprobaremos que mancharle un solo dedito no es fácil. Pero es interesante que se chupe los dedos y, poco a poco, irá dominando más las manos y podremos ponerle en cada dedo un sabor distinto.

Materiales Alimentos cremosos.

Áreas estimuladas Estimulación gustativa y sensorial.

5. ¿A QUÉ SABE?

Descripción

Se trata de poner, en pequeños recipientes tapados, alimentos que sean del agrado del pequeño. Le explicaremos que en cada uno hay un alimento que le gusta y vamos a jugar a adivinar lo que es, sin verlo.

El bebé debe cerrar los ojos y, si no lo consigue, hemos de tapar el alimento hasta que se lo meta en la boca. A través del gusto ha de identificar el alimento.

Edad recomendada 24 meses.

¿En qué momento? Durante el tiempo de juego.

¿Cuántas veces? Una vez a la semana.

Duración de la actividad 5 minutos.

Progresión y consejos

✿ Este juego les divierte mucho, aunque no suele ser de su agrado cerrar los ojos. Por eso debemos tener preparado todo el material, de tal forma que no lo vean y así puedan descubrir el alimento a través del gusto.

Materiales Tres recipientes con alimentos (por ejemplo, pan, plátano o yogur).

Áreas estimuladas Estimulación gustativa y del lenguaje.

6. CLASIFICANDO SABORES

Descripción

Se trata de presentar diferentes alimentos que sean claramente dulces o salados. Jugaremos a clasificarlos en dos grupos.

Le damos a que pruebe la sal y la miel. Al probar la sal, le mostramos una lámina con una imagen de un salero, y al probar la miel le mostramos una lámina con un tarro de miel. Cada vez que pruebe un ingrediente debe señalar la lámina correspondiente. Para poder realizar la actividad, el pequeño debe poder distinguir los sabores.

Podemos jugar con fruta, snacks salados o dulces... lo que se nos ocurra que sea fácil de clasificar.

Siempre debe tener la opción de probar el alimento para ir clasificando.

Edad recomendada 24 meses.

¿En qué momento? Durante el tiempo de juego.

¿Cuántas veces? Una vez a la semana.

Duración de la actividad 10 minutos.

Progresión y consejos
- ✿ Podemos ir variando y ampliando sabores.
- ✿ Nuestra actitud es determinante para disfrutar de la actividad.

Materiales Dos grandes recipientes. Imagen de sal y miel. Alimentos variados y clasificables.

Áreas estimuladas Estimulación gustativa y del lenguaje.

7. LA BOCA LOCA

Descripción

Se trata de observar las imágenes de La Boca Loca y situarse delante de un espejo para repetirlas. También puede jugarse a las parejas. Y cada vez que se consigue una pareja, realizamos el ejercicio que se muestra. Es una actividad de gimnasia para identificar y fortalecer las partes de la boca. Cuando domine su boca y sus partes, tendrá mayor conciencia y podrá identificar mejor las texturas y sabores de los alimentos que experimenta.

Edad recomendada A partir de los 12 meses.

¿En qué momento? En el momento del juego.

¿Cuántas veces? Una vez al día.

Duración de la actividad 5 minutos.

Progresión y consejos

✿ En función de la edad y de la práctica podemos alargar la actividad.

Materiales Láminas impresas y plastificadas. Material en la web de la autora: www.carmen-romero.com.

Áreas estimuladas Estimulación gustativa, visual, propioceptiva y del lenguaje.

4
ESTIMULACIÓN
FÍSICA

Entendemos por estimulación física aquellos ejercicios o posiciones que benefician al bebé en su desarrollo físico, en la capacidad de controlar y coordinar su cuerpo para conocer e interactuar con el entorno. Se trata, sobre todo, de acompañarlo y facilitar las etapas de desplazamiento autónomo (arrastre, gateo, caminar, correr...). El objetivo es posibilitar un desarrollo completo, es decir, asegurarnos de que va desarrollándose saludablemente cumpliendo todos los hitos de dicho desarrollo. Aunque los bebés de manera natural acaban caminando en un momento dado, no es tan evidente que pasen por el arrastre y el gateo. Cerca de un 18 por ciento de los bebés no gatean y muchos otros lo hacen de manera descoordinada. Estas etapas tienen grandes beneficios en el desarrollo y es muy aconsejable que, siempre que se pueda, impulsemos el gateo en los pequeños. La etapa del gateo es muy corta y, una vez pasada, difícilmente se repetirá. En cuanto el niño camina y domina sus pasos, no tiene necesidad de gatear. Es inútil intentar que siga gateando, y cuando empieza a caminar lo hará para siempre. Es más, aunque parezca gracioso, en muchos casos rechaza ir en cuadrupedia, pues quiere ser como los mayores y entiende que el gateo es solo cosa de pequeños.

Caminar proporciona una visión panorámica mucho más amplia y agradable que la que tiene el bebé que gatea. Desde el suelo, el bebé está a la altura de los zapatos y, aunque es lo que le permite iniciarse en sus desplazamientos, es una realidad que puede llegar a sentirse en inferioridad de condiciones respecto a los que ya caminan. Por eso, verás que siempre quieren imitar nuestra forma de desplazarnos. Tienen ilusión por ponerse de pie. ¡Cuántas veces notamos que nos piden que los alcemos y se emocionan al verse sobre sus pies! Sin embargo, no debemos tener prisa. Caminar requiere muchos requisitos y no conviene forzar. Cada niño tiene su ritmo y lo importante es que vayan cumpliendo etapas y se beneficien de cada una de ellas.

El movimiento es una necesidad del bebé. Todos los niños necesitan moverse y en cuanto pueden nos lo piden de forma evidente. ¿Cuántas veces el adulto le dice al pequeño: «¡Estate quieto!» o «¡No paras ni un momento!», por ejemplo. Ya dentro del vientre de la madre, el feto empieza a moverse. A partir de las ocho semanas comienza a nadar en el útero de la madre. Lo hace antes de respirar, antes de empezar a comer, antes de comunicarse... Necesita movimiento desde el inicio. Sin embargo, a medida que va creciendo, el espacio dentro de la madre se le va quedando pequeño y la posibilidad de movimiento se va reduciendo, sobre todo al final del embarazo.

En el parto ocurren muchas cosas y es en ese momento cuando el bebé, por primera vez, siente la fuerza de la gravedad. La llegada al mundo requiere una adaptación importante que durará varios meses. Nuestra intervención es crucial y nuestra función consiste en ofrecer el entorno ideal para que esa adaptación sea armónica y facilite las oportunidades de movimiento del pequeño.

El porqué de la estimulación física desde bebés

Muchas familias me preguntan por qué necesita un bebé moverse y hacer ejercicio físico. Y la respuesta es, principalmente, por prevención, para desarrollar su potencial y beneficiarse de todos los aspectos neurológicos y motrices que la estimulación física conlleva. Es muy común encontrarnos con pequeños que no llegan a arrastrarse, o a gatear, o a caminar con seguridad de forma coordinada. Eso no quiere decir que tengan problemas o que los vayan a tener en un futuro. Hay muchas personas que han crecido sin haber gateado nunca y llevan una vida adulta totalmente normal. No obstante, el arrastre y el gateo tienen grandes beneficios. Y si intervenimos desde edades tempranas, nos aseguramos de facilitar las condiciones para que lo consigan sin grandes dificultades. Sin lugar a duda, estamos hablando de procesos en los que intervienen muchos factores, y acompañarlo posibilitará que todos esos pequeños detalles se alineen para culminar en el desplazamiento autónomo adecuado.

El bebé nace muy ligero, pesa poco, y eso es una ventaja para moverse; ahora bien, es un gran inexperto en el movimiento. Las últimas semanas de embarazo, como ya hemos dicho, apenas tiene espacio para moverse y se desarrolla tal como lo hace un pollito dentro de su huevo.

Sin embargo, es interesante observar el instinto de arrastre del pequeño al nacer. Aunque no suelen tener muchas posibilidades, ellos pueden desplazarse. Es una experiencia maravillosa ver cómo el bebé, una vez fuera y recostado sobre el vientre de la madre, es capaz de reptar hasta encontrar el seno de esta. También podrás notar que cuando dejas a tu recién nacido en su cuna, en muchas ocasiones se desplaza hacia arriba, hasta que su cabeza se frena contra la parte superior de la cuna. Estos ejemplos ponen en evidencia que el pequeño puede moverse desde sus primeros días de vida.

En cuanto el niño llega al mundo, se activan un sinfín de necesidades que cubrir. Una de ellas es la del movimiento. Nuestra misión debe ser acompañarlo y ayudarlo a conocer este nuevo espacio en el que irá desarrollándose y madurando de forma natural. El espacio en el que se encuentra es muy distinto al que conocía hasta ahora, es amplio e ilimitado y debe ser seguro para él.

Hace años llegó a mi consulta un bebé de 10 meses con su mamá. Era muy grande, pesaba cerca de 15 kilos. La madre estaba muy preocupada porque su pequeño no se desplazaba y apenas se movía. Su posición preferida era estar recostado sobre su espalda. Lo exploré y comprobé que estaba sano, pero su peso le estaba dificultando su desarrollo. La madre me explicó los horarios y rutinas del niño. Y pronto comprobé que se pasaba todo el día de la cuna a la hamaca, de la hamaca a la trona, de la trona al carrito, del carrito a los brazos y así sucesivamente. No tenía libertad de movimiento. Le faltaban horas de suelo y oportunidades para poder llegar a estar cómodo sobre su vientre y así empezar a desplazarse. En aquel momento le di a la madre unas claras pautas que la familia debería seguir rigurosamente si queríamos conseguir que avanzara. Hablamos de que el niño pasara más tiempo en el suelo, que recibiera masajes, hiciera ejercicios vestibulares y propioceptivos, actividad acuática... Todos se volcaron para llevar a cabo el programa planteado. Llevaron un seguimiento muy cercano y, finalmente, consiguieron los objetivos marcados. En dos meses, el pequeño consiguió gatear y beneficiarse de esta maravillosa etapa. Sin embargo, hay que decir que tuvieron que hacer un trabajo muy intensivo y que el niño también tuvo que amoldarse a todos esos cambios. De haber empezado a brindarle la oportunidad durante los primeros meses, seguramente no hubiera pasado por estas dificultades.

Beneficios de la estimulación física

En el capítulo anterior expliqué los sentidos propioceptivo y vestibular porque son propiamente sentidos, pero los vamos a desarrollar aquí porque influyen en la estimulación física.

Jugar, disfrutar y facilitar el entorno para el pequeño solo pueden acarrear ventajas. La estimulación física tiene una serie de beneficios que influyen en el desarrollo completo del niño y del futuro adulto. Vemos cuáles son:

Beneficios motrices

Cuando el bebé se mueve y se desplaza, activa el cuerpo, las extremidades, los músculos, las articulaciones... y cuanto más lo hace, más lo domina. El ejercicio que hace el niño estimula su desarrollo físico y su coordinación. Lo prepara para pasar a las siguientes etapas con firmeza y seguridad. El ejercicio físico potencia también la organización espacial y la propiocepción. Además, le permite disfrutar cada vez más de su libertad sin depender del adulto.

Mientras el bebé se arrastra y gatea, aparte de estimular su respiración y resistencia, está teniendo la oportunidad de estimular su motricidad gruesa y fina. Sus manos están en contacto permanentemente con la superficie que van pisando (alfombra cálida, parquet, baldosa fría, mojado, sucio...).

Durante el gateo el pequeño usa las manos y la visión para ir avanzando y explorando el entorno. Pone también en práctica la coordinación mano-ojo, que es uno de los pilares para futuras actividades más elaboradas.

Beneficios neurológicos

El ejercicio físico ayuda a establecer unas bases neurológicas. Aumenta el número de neurotransmisores. Asimismo, incrementa la producción de la proteína BDNF (factor neurotrófico derivado del cerebro), encargada de regenerar las neuronas y protegerlas. Hacer ejercicio desde edades tempranas es una gran oportunidad de crecimiento del cerebro.

El patrón cruzado es la base del desplazamiento del bebé. El arrastre, gateo, caminar y correr, cuando están desarrollados adecuadamente y de forma completa, culminan en el patrón cruzado. Esto significa que el pequeño al moverse combina mano derecha con pierna izquierda y, consecutivamente, mano izquierda con pierna derecha. Este movimiento repetido durante varios metros, varios días, semanas y meses, da lugar a múltiples beneficios. En primer lugar, potencia su resistencia. Es un ejercicio que requiere mucha energía. Consecuentemente, activa la respiración y la oxigenación del cerebro.

Nuestro cerebro tiene dos hemisferios. El hemisferio derecho controla la parte izquierda del cuerpo y el hemisferio izquierdo, la parte derecha. En el patrón cruzado, estamos activando los dos hemisferios al mismo tiempo para que trabajen juntos. Eso ocurre durante varios momentos al día y favorece que el cerebro tenga ocasión de que uno de los dos hemisferios se defina como el dominante. Esto dará lugar a la lateralidad definida.

Cuando hablamos de lateralidad definida nos referimos a que uno de los dos hemisferios es el dominante, por lo que, si el dominante es el izquierdo, el individuo será diestro en todas sus variables (mano, ojo, oído, pierna). Por el contrario, si el hemisferio derecho es el dominante, la persona será zurda. Si la lateralidad no está definida, habrá una lateralidad cruzada. Esto quiere decir que no existe la dominancia de uno de los dos hemisferios y, por tanto, el resultado es que el individuo puede ser zurdo de mano, pero diestro de pierna o viceversa, y lo mismo ocurre con el oído o el ojo. La lateralidad cruzada está estrechamente relacionada con problemas de aprendizaje de la lectura, la escritura, la coordinación y la organización espacial. Aunque muchas personas conviven con lateralidad cruzada con normalidad, es cierto que la lateralidad definida previene los problemas de aprendizaje y coordinación.

Beneficios cognitivos

El bebé que se mueve activa sus procesos de aprendizaje a través de todos sus sentidos. El movimiento autónomo permite una mayor exploración del entorno e interacción con los miembros que lo rodean.

En cambio, el bebé que está atado en su hamaca y ve una pelota roja que le atrae, no tiene cómo llegar a ella. Se queja, grita, pero nadie sabe qué es lo que quiere. Su madre lo mira, lo besa, pero no sabe qué le pasa. Acaba por pensar que está cansado y necesita dormir. Sin embargo, el bebé de la misma edad que está libre puede ir hacia la pelota con total independencia. Puede cogerla, chuparla, explorarla y dejarla para ir hacia el siguiente objetivo. Mientras, su madre le va diciendo que eso es una pelota roja y ya ve que también le gusta jugar con el cepillo de pelo que encontró. Al mismo tiempo, que va moviéndose, va recibiendo información cognitiva y mucho cariño por parte de sus cuidadores que lo siguen con su mirada, vaya donde vaya. Más oportunidades de movimiento significan mayor desarrollo cerebral y mayor capacidad intelectual. El gateo coordinado está estrechamente relacionado con la consolidación de la lateralidad y los procesos de aprendizaje de la lectura y la escritura.

Además, en cuanto el pequeño detecta un objetivo al que dirigirse, sus ojos se fijan y trabajan la convergencia ocular hasta llegar a él. Esta práctica se da varias veces el mismo día y se consigue que pueda estar preparado para su futuro aprendizaje en la lectoescritura.

Beneficios emocionales

El ejercicio físico en los bebés facilita la autonomía. Esta aumenta la autoestima y potencia la felicidad. Al mismo tiempo, el niño que se mueve interactúa más con el entorno y con sus cuidadores, con los que tiene más posibilidades de comunicación y de reforzar el vínculo afectivo.

El ejercicio físico puede asimismo tener beneficios activadores y relajantes en el bebé que afectan directamente a su estado de ánimo.

Beneficios fisiológicos

Es evidente que el movimiento y el ejercicio físico tienen grandes beneficios para nuestro cuerpo. En primer lugar, desarrollan el aparato osteomuscular. Refuerzan el sistema cardiorrespiratorio. El gateo desarrolla los pectorales y la capacidad pulmonar. Además, al hacer ejercicio, el sistema inmunológico mejora, al igual que el tránsito intestinal.

Hace un tiempo llegó a mi consulta un niño de 3 años que no podía dejar el pañal porque no conseguía contener sus heces. En el colegio sus compañeros empezaban a detectarlo y a separarse de él cuando olía mal. La madre vino a verme, pues notaba que su hijo tenía muchas rabietas y no sabía cómo gestionarlo. Por otra parte, en el colegio, no le permitían pasar de curso si no conseguía dejar el pañal.

Tras varias sesiones, pude detectar que la dificultad venía de tiempo atrás. El niño normalmente no iba bien de vientre y su madre pidió al pediatra que le recetara unos laxantes. Como consecuencia, no podía dejar los pañales y así fue como se le complicó la situación. Al conocer con mayor profundidad el caso, comprobé que el pequeño llevaba una vida muy sedentaria. Su madre lo llevaba siempre en carrito y apenas caminaba. No hacía ejercicio.

Le pedí a la madre que dejara de darle laxantes y que estimulara su movimiento y su actividad física (caminar, correr, clases de psicomotricidad, actividad acuática...). En pocas semanas sus intestinos empezaron a reaccionar y de forma natural consiguió hacer un buen control de esfínteres que le permitieron seguir su actividad escolar y social con toda normalidad. Muy pronto se empezó a sentir bien y a reducir sus rabietas.

Áreas de trabajo en el desarrollo físico

El desarrollo físico supone ir alcanzando una serie de hitos y atravesar diferentes etapas gracias a la maduración neurológica, a las oportunidades de movimiento y a los estímulos del entorno.

Cada niño tiene su ritmo, pero es cierto que existen unos umbrales en el desarrollo, comunes a la mayoría de ellos y de los que debemos estar informados para conocer bien el desarrollo de nuestro pequeño. Es importante que sepamos que puede haber cierta flexibilidad y que, al mismo tiempo, conozcamos cuáles son las señales de alarma, de las que hablaré más adelante. Vamos a centrarnos en actividades que estimulan el desarrollo físico y, para ello, hablaremos de cuatro grandes áreas de trabajo: respiración, equilibrio, coordinación y habilidad manual.

Respiración

Una buena respiración es la base de un buen desarrollo físico. Es esencial para la actividad física. La respiración debe ser madura, que permita una buena oxigenación y resistencia física.

La respiración está estrechamente relacionada con la supervivencia. Necesitamos respirar para vivir. Además, una buena respiración permite mayor oxigenación para nuestro cuerpo, nuestros músculos y nuestro cerebro. Para una actividad física completa es importante la respiración, que permitirá que el cuerpo tenga mayor resistencia.

Equilibrio

Es muy importante y se trabaja poco. En muchos casos se asume que el niño sea patoso y que se caiga con frecuencia, sin tener en cuenta los múltiples golpes que supone y el malestar emocional que conlleva.

Los ejercicios vestibulares son los adecuados para desarrollar el equilibrio. El sistema vestibular, que se sitúa en el oído interno del ser humano, es el responsable del equilibrio y el movimiento. Gracias a él podemos desplazarnos con firmeza y sin caernos. Nos permite realizar actividades sofisticadas como correr, ir en bicicleta e imprimir velocidad en nuestro movimiento. El sistema vestibular no solo está relacionado con el equilibrio, sino también con el control espacial, el tono muscular y los movimientos oculares, al margen de que las estructuras de este sistema informan de la posición de la cabeza en relación con el suelo.

Nuestros antepasados cargaban con sus bebés todo el día por necesidad, para poder atender las tareas y a los niños al mismo tiempo. Pero es cierto que, de esta manera, los bebés solían recibir mucha estimulación vestibular. Las madres solían ser más jóvenes y hacían un porteo muy activo: de aquí para allá, moviéndose por todas partes. Hoy en día el porteo es más tranquilo, cuidadoso y consciente. Además, las madres no solemos ser tan jóvenes y, en cuanto el bebé empieza a engordar, sufrimos dolor de espalda. Por estas razones, actualmente, la etapa y los efectos del porteo suelen ser breves y suaves.

Asimismo, la industria del mobiliario infantil ha desarrollado múltiples artilugios atractivos, pero que complican que el bebé pueda estar libre, en el suelo y explorando.

Coordinación

La coordinación permite al individuo poner en práctica actividades complejas. Al hablar de coordinación, además de citar el sistema vestibular, también hablaremos de la propiocepción. El sistema propioceptivo facilita la información sobre la posición de nuestro cuerpo. Los receptores propioceptivos son los músculos, los tendones y las articulaciones. Gracias a la propiocepción conseguimos definir un esquema corporal propio y logramos movernos para realizar actividades rutinarias que requieren un mayor control del cuerpo.

Habilidad manual

En los primeros meses de vida, los bebés están en continuo cambio. Empiezan a desarrollar diferentes capacidades que harán posible que sean conscientes de su cuerpo, controlarlo y entender lo que pueden llegar a hacer con él. La habilidad manual permite al bebé tener autonomía en su día a día. Un buen desarrollo manual le abre un gran abanico de posibilidades para interactuar con el entorno sin la ayuda del adulto. La habilidad manual está estrechamente relacionada con la autoestima, pues, gracias al dominio de las manos, el bebé puede llegar directamente por sí solo a los objetivos que se propone, lo que hace que se sienta bien. De lo contrario, cuando el individuo tiene poca habilidad manual, necesita la intervención del adulto y en muchos casos precisa también que entienda qué es lo que quiere cuando todavía no es capaz de pronunciar las palabras con claridad.

Las manos permiten manipular objetos. El bebé irá descubriendo esta habilidad a medida que van creciendo sus manos, que será hasta los 5 o 6 años. La habilidad manual sigue un proceso natural de maduración. El bebé nace con el reflejo prensil. Esto quiere decir que, cuando siente algo en la palma de su mano, la cierra con una fuerza que sorprende y no es capaz de volver a abrirla. Seguro que en alguna ocasión has podido sentir cómo el bebé coge tu dedo y lo hace fuertemente. Muchos padres preguntan si es normal que su pequeño tenga tanta fuerza en las manos. A medida que pasan los meses, comienza a abrir las manos y a separar el pulgar. Más adelante empezará a llevarse las manos a la boca y a entender que forman parte de su cuerpo y que tienen varias funciones para facilitarle el contacto con el entorno. Gracias a la maduración y a sus experiencias, comienza a coger las cosas de forma voluntaria, aunque con cierta torpeza. Finalmente, hacia los 10 meses de edad, el bebé consigue coordinar sus dedos para llegar a hacer la pinza, es decir, coger los objetos entre el dedo pulgar y el índice. Al principio es una pinza bilateral y, con el tiempo, una de ellas se acaba definiendo como la dominante.

Las familias podemos proponer juegos y actividades que benefician esta habilidad y ayudan a perfeccionarla. De forma cotidiana, podemos masajear sus manos frecuentemente y describir sus partes para que el pequeño sienta y se vaya fijando en ellas. Es una manera sencilla de familiarizarse con sus propias manos y de interactuar con ellas.

Permitir que toquen y sientan a través de sus manos es también muy beneficioso. Se trata de ofrecerle objetos seguros, con distintos tamaños y texturas para que utilice las manos y pueda explorar con mayor intensidad. Las anillas del tamaño de una pulsera y del grosor de un dedo de un adulto son materiales muy adecuados y seguros para estimular la habilidad manual del bebé.

En la etapa del arrastre y del gateo también se estimula la habilidad manual. El bebé tiene las manos en continuo contacto con la superficie que va recorriendo. Recibe estímulos del suelo, de su textura, temperatura y condiciones... Esto prepara sus manos para tener una mayor conciencia y habilidad manual.

¿Cuál es el mejor lugar para dar oportunidades de movimiento?

Sin lugar a dudas, los brazos de los padres son un espacio maravilloso de protección y cariño. Sin embargo, sabiendo que nuestro pequeño debe tener oportunidades de movimiento, debemos combinar diferentes opciones. El suelo será, por excelencia, el mejor espacio para jugar y explorar. Desde el suelo no puede caerse, pero debemos siempre mantener la superficie limpia y cubierta con una alfombra semirrígida (alfombra de espuma —*foam*—) que evite que pueda golpearse o pasar frío. Desde el suelo pueden visualizarse diferentes objetivos a los que en un futuro cercano podrá llegar de forma autónoma. Esto es, desde el suelo puede llegar a desplazarse para coger la pelota. Pero desde los brazos de mamá o desde la hamaca, está limitado para llegar a aquello que le atrae.

Tummy time (posición boca abajo)

Es una realidad que los niños suelen estar más cómodos recostados sobre su espalda. Con todo, la posición adecuada para despegar en el arrastre es estando sobre su vientre. Por tanto, aunque muchos de los bebés descubren esa posición por sí solos, muchos otros no lo hacen en edades tempranas, lo que puede llegar a convertirse en un futuro en una misión imposible. Los primeros seis meses de vida, el bebé duplica o incluso triplica su peso. ¿Cómo podríamos nosotros movernos si en seis meses duplicamos nuestro peso? Llegado ese momento puede ser realmente complicado moverse si no dominamos bien el cuerpo. Cuando el bebé es todavía ligero debe conocer bien su cuerpo para poder moverse y controlarlo. El principal objetivo es conseguir ganar en movilidad antes de que engorde demasiado.

La posición boca abajo, el llamado *tummy time*, tiene en sí muchos beneficios, además de facilitar el inicio del arrastre. En esta posición se refuerza la respiración del pequeño. Es una realidad que estar recostado sobre nuestra espalda facilita la respiración. Sin embargo, estar boca abajo, apoyado sobre los antebrazos y aguantando la cabeza para poder visualizar el entorno, supone un mayor esfuerzo que requiere una respiración más madura. Si tienes la oportunidad, te sugiero que lo pruebes. Túmbate boca arriba y respira con normalidad. Luego, date media vuelta, mira hacia el suelo, levanta la cabeza, apóyate sobre los antebrazos y respira. Verás que, desde esa posición, es más costoso.

No obstante, esta respiración es necesaria a la hora de desplazarse arrastrándose y gateando. Ese movimiento, ese esfuerzo, esa respiración y salivación asimismo son muy necesarios para desarrollar el lenguaje y comunicarse de forma temprana, con mayor claridad.

La posición boca abajo invita a levantar la cabeza y fortalecer el control cefálico. Además, al hacerlo, se activa también la musculatura de la espalda. Tanto el control cefálico como una buena musculatura de espalda son imprescindibles para que el bebé se mantenga bien sentado. Y si a esto le sumamos ejercicios vestibulares que lo ayuden a desarrollar el equilibrio, el bebé tendrá ante sí un agradable camino para conseguir la sedestación.

Cuando el bebé está boca arriba tumbado sobre la espalda lo que alcanza a ver es limitado: lo que tiene encima suyo, el techo y a sus costados. Es difícil que desde esa posición se sienta atraído por un objeto y se plantee llegar a él. Al levantar la cabeza y apoyarse sobre los antebrazos cuando está boca abajo se le abre una visión panorámica del entorno. Puede divisar un sinfín de detalles que le incitan a desplazarse. Además, solo desde esta posición podrá culminar en un buen gateo, completo y coordinado.

Estar demasiado tiempo recostado sobre su espalda suele ser contraproducente. Darle oportunidades de estar boca abajo también previene la tan común plagiocefalia, malformaciones craneales ocasionadas por la presión que ejerce el propio peso cuando el cráneo todavía es blando y se está recostado de espaldas.

En cuanto el bebé empieza a estar cómodo boca abajo y a tener un buen control cefálico, su respiración suele ser más madura y puede levantar la cabeza cuando sea necesario. Por eso, me atrevo a decir que estimular esta posición también ayuda a prevenir SMSL (síndrome de muerte súbita del lactante).

Pero ¿cómo conseguir que el bebé esté cómodo boca abajo?

Ciertamente, en muchas ocasiones el bebé se queja y no está cómodo en la posición boca abajo. Sin embargo, después de lo expuesto hasta ahora, sabemos que es importante que lo consiga. Vamos a hablar de algunos consejos muy concretos que pueden ser de gran ayuda para estos casos.

1. Ofrecer tiempo en el suelo varias veces a lo largo del día.

2. Cambiar de posición en el momento en que hay pequeñas quejas. Es posible que al principio no aguante más de un minuto. Ten paciencia, pronto se irá alargando el tiempo.

3. Supervisarlo y acompañarlo desde el suelo, durante el *tummy time*, sobre todo al principio.

4. Ponerlo en la posición con poca ropa. Debe tener los brazos y las piernas desnudos para estar en contacto directo con la superficie. El bebé debe sentir para tomar conciencia de su cuerpo y poder moverse.

5. Si la temperatura del ambiente es fría podemos poner un calefactor cerca, que caliente la zona, sin necesidad de calentar toda la casa o de cubrir con varias capas de ropa al pequeño.

6. El suelo debe estar limpio y ser seguro. Es recomendable que sea una superficie semirrígida y cálida, que no frene el movimiento del bebé. La alfombra de espuma es lo más recomendable. Es importante encontrar la superficie adecuada. Si el bebé siente que le cuesta moverse o que se desliza en exceso, se desmotiva y deja de intentarlo.

7. Para conseguir que alargue el tiempo en esta posición, podemos distraerlo con un espejo de seguridad, un libro de tela o cartón o cualquier material que le atraiga. Siempre le ofreceremos estas distracciones de una en una e iremos cambiando para mantener su atención.

8. El rulo bajo el pecho puede ser de gran ayuda al principio. Lo colocamos bajo el pecho y con los brazos por encima. Así le será más fácil aguantar unos segundos su cabeza.

9. Hay varios ejercicios que ayudan a estimular la musculatura para facilitar el movimiento y el patrón cruzado que veremos en el siguiente apartado.

1. TUMMY TIME

Descripción

Se trata de ofrecerle oportunidades de movimiento libre. Es decir, dejarlo en esa posición, sobre el suelo, limpio y seguro. El bebé debe sentir que no es el único que está en el suelo. Por eso es importante acompañarlo y estar cerca de él. Debemos realizar la práctica varias veces al día, pero muy poco tiempo (1 o 2 minutos). Puesto que no suele ser una posición cómoda para el pequeño, lo cogeremos antes de que empiece a quejarse. Lo abrazaremos, besaremos, distraeremos y, al rato, lo volveremos a poner. Verás que cada vez que lo pones aguanta menos. Entonces es hora de parar y volver a intentarlo en otro momento del día.

Edad recomendada A partir de los 2 meses.

¿En qué momento? Momentos de vigilia en los que esté predispuesto y activo.

¿Cuántas veces? Varias veces al día (entre cinco y ocho).

Duración de la actividad 1 minuto y, progresivamente, ir alargando.

Progresión y consejos

✿ Siempre lo vigilaremos cuando esté en esa posición. Lo acompañaremos, hablaremos, cantaremos para que poco a poco vaya alargando el tiempo en que está así.

✿ Es muy recomendable cambiar de posición en cuanto empieza a estar incómodo.

❀ Podemos ponerle un rulo de toalla debajo del pecho para ayudarlo a levantar la cabeza durante las primeras semanas que practicamos el *tummy time*.

❀ Tener a mano algunos estímulos que le interesen también hará que el tiempo en esta posición se vaya alargando y que pronto esté cómodo. No tengas prisa. Es un proceso largo. El secreto está en la constancia.

Materiales Alfombra de espuma, rulo de toalla, espejo de seguridad y otros objetos que le atraigan.

Áreas estimuladas Estimulación física.

Volteo

El volteo suele ser una de las principales preocupaciones de las familias.

Hay diferentes intervenciones que podemos hacer para facilitar el movimiento del bebé desde el primer día. Una de las intervenciones tempranas es el volteo para conseguir que se mueva de forma autónoma.

En cuanto el niño sabe voltearse, él es quien decide si quiere estar boca abajo o boca arriba. Además, esa autonomía también le permite alcanzar algunos objetos que, a pesar de estar cerca, no puede llegar a ellos si no se desplaza. Por eso en primer lugar, el volteo está enormemente relacionado con la autonomía del bebé y, por tanto, con la autoestima.

Un bebé que siente que puede llegar al objetivo que se plantea se siente libre, autónomo y, en consecuencia, más feliz, pues tiene la capacidad de lograr sus objetivos de modo independiente sin la necesidad de pedir ayuda al adulto.

Por lo común, voltearse es algo que esperamos que el bebé haga solo. Dejamos que sea el proceso de maduración del niño el que decida en qué momento va a hacerlo de forma autónoma. Si le damos libertad de movimiento, en cuanto están preparados, generalmente lo acaban haciendo solos.

Con todo, hay niños que lo hacen de forma más temprana que otros y el tiempo va en contra de los que tardan más, pues, tal como he comentado anteriormente, en los seis primeros meses el bebé acostumbra a triplicar su peso, lo que dificulta cada vez más su movimiento.

Además, cuanto antes se mueva de forma autónoma, antes activamos los beneficios de la estimulación estrechamente relacionados con aspectos neurológicos, físicos, intelectuales y emocionales.

El movimiento influye en el buen desarrollo físico, permite explorar y conocer el entorno, da libertad y proporciona bienestar.

El volteo ayuda a establecer un buen eje corporal, muy necesario para los desplazamientos futuros.

Para asegurarnos del buen desarrollo físico de nuestro bebé y darle la oportunidad de sentirse autónomo, podemos intervenir desde el primer día. Los ejercicios para el volteo refuerzan la nuca y la espalda, con lo que estaremos reforzando también las partes del cuerpo necesarias para el arrastre, el gateo y la sedestación.

Cuando el bebé empieza a voltearse está demostrando que comienza a tener cierto control de su cuerpo. Es capaz de plantearse un objetivo, de coordinar las diferentes partes de su cuerpo para alcanzar ese objetivo y, lo más importante, es que es capaz de desplazarse de forma autónoma.

El volteo es una importante fase en el desarrollo del niño. Es uno de los primeros hitos y de los más vistosos, y los padres suelen estar muy pendientes de él.

Supone el inicio del desplazamiento autónomo por parte del bebé.

Supone también la posibilidad de ver el mundo desde otra perspectiva, con todo lo que ello conlleva a nivel perceptivo, visual, auditivo, etc.

Se abre una nueva ventana de sensaciones y de posibilidades de movimiento que retroalimentarán su necesidad y su afán por descubrir el mundo.

Varios volteos seguidos pueden convertirse en un ejercicio vestibular que potencia el equilibrio.

Esta fase abarca una amplia temporada en la vida del bebé. Suele iniciarse alrededor de los 3 meses y el pequeño acaba por dominar todos los giros (incluido el de boca abajo y boca arriba, que es el más difícil) alrededor de los 8 meses.

Todo empieza en el momento en que el pequeño empuja la superficie sobre la que se apoya. Para eso debe estar tiempo en el suelo. Descubre que puede caer hacia uno de sus lados por azar. Y, evidentemente, se sorprenderá al sentir su cuerpo haciendo un nuevo movimiento. Poco a poco, a fuerza de practicar una y otra vez, descubrirá que puede girarse por sí mismo si hay algún objeto que le atraiga y quiera alcanzarlo. A veces rodará desde su cabeza, otras serán sus brazos y hombros los que iniciarán el desequilibrio. En otras ocasiones será la pelvis, bien porque una de las piernas empuje la superficie o porque sus piernas en el aire hagan que su base de apoyo sea más inestable y... ¡pum!, caiga hacia uno de los lados sin apenas haberse dado cuenta.

El volteo tiene una evolución. Es normal que en los primeros giros el bebé pueda tumbarse de lado, pero no ser capaz de volver a la posición inicial (boca arriba) fácilmente. Al principio, solo será capaz de girarse de lado; más adelante, boca arriba y boca abajo. Poco a poco podrá hacer el movimiento de «ida y vuelta».

A medida que se gire más enérgicamente, podrá llegar (de nuevo por casualidad las primeras veces) a la posición boca abajo.

Las primeras veces que ocurre el volteo por casualidad es posible que el bebé se sorprenda. En ocasiones se inquieta al notar que uno de sus brazos ha quedado bajo su cuerpo y no encuentra la forma de sacarlo. Puedes ayudarlo tirando de sus piernas o simplemente estirando de su bracito para que esté cómodo.

Poco a poco conseguirá la habilidad de sacar el brazo. Es cuestión de dar oportunidades de movimiento y jugar con algunos ejercicios.

Nosotros podemos intervenir haciéndole sentir ese movimiento.

Necesita tener muchas oportunidades estando en el suelo, rodeado de estímulos atractivos. Debe sentirse acompañado y notar que lo animamos.

Vamos a ver algunas actividades que estimulan el volteo. Antes de iniciarte, recuerda «Las reglas del juego» (el último punto del capítulo 2).

1. BALANCEO DE CADERA

Descripción

Se trata de balancear para dar movilidad a la cadera y que el bebé sienta el inicio del volteo. Lo colocamos estirado, boca arriba, sobre su espalda. Hacemos contacto visual y le explicamos que lo vamos a balancear. Ponemos las manos sobre sus caderas y movemos ligeramente hacia un lado y hacia otro, cinco veces, mientras recitamos el comando «1-2, 1-2» al ritmo del movimiento.

Edad recomendada A partir de los 2 meses.

¿En qué momento? En momento de vigilia. El cambio de pañal puede ser una buena oportunidad.

¿Cuántas veces? Dos veces al día.

Duración de la actividad 1 minuto.

Progresión y consejos

✿ Es importante avisar, conectar visualmente y sonreír al hacerlo. Debemos estar pendientes de que está predispuesto a hacer la actividad.

Materiales Superficie semirrígida tal como una alfombra de foam.

Áreas estimuladas Estimulación física.

2. RECOSTADO LATERAL

Descripción

Se trata de ayudar a movilizar hasta quedarse recostado sobre un lado y sobre el otro. Colocamos al bebé estirado, boca arriba, sobre su espalda en la alfombra de juego en el suelo. Hacemos contacto visual y le hablamos sobre lo que vamos a hacer. Le mostramos un objeto con sonido y se lo ofrecemos para que lo toque y lo explore. Llevamos el objeto hacia un lado para que lo siga con la mirada. Lo vamos moviendo hacia uno de los laterales, cerca del bebé, para que lo vea y lo quiera alcanzar.

Ponemos nuestras manos sobre sus caderas y movemos ligeramente su cuerpo hacia el lado en que está el objeto para que sienta el movimiento y quiera acercarse a él. Podemos repetir el ejercicio hacia el otro lado.

Edad recomendada A partir de los 2 meses.

¿En qué momento? Momento de juego.

¿Cuántas veces? Dos veces al día.

Duración de la actividad 5 minutos.

Progresión y consejos

✿ Debemos ser muy respetuosos y aprovechar el momento ideal en el que el bebé tenga curiosidad por seguir el objeto.

Materiales Objeto con sonido que le atraiga.

Áreas estimuladas Visual, auditiva y física.

3. *ROLLING* CON TOALLA

Descripción

Se trata de ayudarlo a sentir el volteo. Lo colocamos estirado, boca arriba, sobre una toalla. Cogemos los extremos de esta y los alzamos sin que el cuerpo del pequeño se despegue de la superficie.

Hacemos contacto visual y le recitamos el comando «1-2, 1-2», mientras vamos estirando más un extremo de la toalla que el otro y al revés, de manera que ruede ligeramente dentro de la toalla.

El contacto de todo su cuerpo con la toalla potencia su propiocepción.

Edad recomendada 3 meses.

¿En qué momento? Momentos de vigilia y de juego.

¿Cuántas veces? Una vez al día.

Duración de la actividad 5 minutos.

Progresión y consejos

✿ A medida que se vaya acostumbrando al movimiento, podemos provocar un mayor volteo.

Materiales Toalla o sábana.

Áreas estimuladas Estimulación física, vestibular y propioceptiva.

4. ROLLING

Descripción

Se trata de ayudarlo a sentir el volteo. Lo colocamos estirado, boca arriba. Hacemos contacto visual y le decimos: «1, 2 y 3... ¡volteo!». Le ponemos las manos en las caderas y lo ayudamos a rotar hacia un lado hasta que alcance la posición boca abajo. El pequeño volteará su tronco gracias a nuestra ayuda.

Lo dejamos en esta posición unos segundos. Volvemos a la posición inicial y hacemos lo mismo hacia el otro lado.

Edad recomendada A partir de los 3 meses.

¿En qué momento? Momentos de vigilia y de juego.

¿Cuántas veces? Tres veces al día.

Duración de la actividad 3 minutos.

Progresión y consejos

✿ La progresión de este ejercicio es hacer una vuelta entera sobre sí mismo (360°). Siempre trabajaremos hacia un lado y luego hacia el otro. Una vez conseguido este objetivo trabajaremos varias vueltas seguidas. También hacia ambos lados. Hacer volteos de 360° estimula el sistema vestibular. Para realizar este ejercicio, recuerda dejar al bebé en el suelo, boca arriba, con poca ropa y sobre una alfombra.

✿ Puede ocurrir que se le quede el brazo debajo del cuerpo o que al dar la vuelta entera se le doble. Por eso, debes tener especial cuidado.

✿ Es aconsejable usar un objeto atractivo al igual que en el ejercicio «Recostado lateral» para que el bebé entienda que el volteo le permite alcanzar sus objetivos.

Materiales Alfombra de espuma en el suelo. Objeto estimulante.

Áreas estimuladas Estimulación física y vestibular.

Arrastre y gateo

Estar cómodo en la posición adecuada no significa que se inicie el desplazamiento de forma inmediata.

Suele ser común que el bebé primero empiece a hacerlo dando vueltas sobre sí mismo —lo que comúnmente se conoce como «hacer el reloj»—. Otras veces se empiezan a desplazar hacia atrás, lo que en muchas ocasiones genera preocupación en la familia; sin embargo, es algo totalmente normal. No hay de qué preocuparse. Es más, hay que celebrarlo, pues es el inicio del arrastre. A partir de ese momento, se trata de ir aumentando el tiempo en el suelo, con diferentes estímulos que potencien su movimiento, y de ofrecer estimulación vestibular y propioceptiva.

Vamos a ver algunas actividades estimulantes para tu peque. Antes de iniciarte, recuerda «Las reglas del juego» (el último punto del capítulo 2).

1. RELOJ

Descripción

Se trata de poner una serie de objetos alrededor del bebé cuando está boca abajo. Los objetos estarán a 2 centímetros de su alcance; de esta manera se siente más motivado.

Edad recomendada Desde el momento en que empieza a estar cómodo boca abajo.

¿En qué momento? Durante el día, en periodos en que esté activo.

¿Cuántas veces? Varias al día, cambiando de materiales cada vez.

Duración de la actividad 5 o 10 minutos (el pequeño te lo marcará).

Progresión y consejos

❀ No pongas los objetos a más de 5 centímetros de su brazo estirado, pues perderá el interés.

❀ Puedes usar libros de cartón abiertos, fotos de la familia, pequeños instrumentos que hagan sonido o cualquier objeto que le interese. El secreto es motivar su desplazamiento.

Materiales Alfombra de espuma y materiales estimulantes.

Áreas estimuladas Estimulación física.

2. *WARM UP* (BRAZOS)

Descripción

Se trata de movilizar los brazos y activar su musculatura. Recostamos al pequeño sobre su espalda y le cogemos las manos. Movemos sus brazos hacia arriba y hacia abajo. Lo hacemos diez veces y vamos contando en voz alta. Seguidamente hacemos lo mismo, pero intercalando los brazos. Sube uno mientras baja el otro. Repetimos diez veces.

Edad recomendada A partir de los 3 meses hasta que empieza a gatear.

¿En qué momento? Durante el aseo de la mañana, como parte de la rutina matinal.

¿Cuántas veces? Una vez al día.

Duración de la actividad 2 minutos.

Progresión y consejos

✿ Contamos y sonreímos al pequeño. Si se tensa, lo acariciamos, pero no forzamos.

✿ En sus primeros meses de vida tiene los brazos muy pegados al tronco y este ejercicio lo ayuda a abrirse al espacio.

Materiales Superficie semirígida tal como una alfombra de foam.

Áreas estimuladas Estimulación física.

3. *WARM UP* (PIERNAS)

Descripción

Este ejercicio es igual al anterior, pero con las piernas. Se trata de movilizar sus piernas y activar su musculatura. Recostamos al pequeño sobre la espalda y le cogemos los tobillos. Movemos sus piernas doblando hacia la cadera y estirando. Lo hacemos diez veces y vamos contando en voz alta. Seguidamente hacemos lo mismo, pero intercalando las piernas. Sube una mientras baja la otra. Repetimos diez veces.

Edad recomendada A partir de los 3 meses hasta que empieza a gatear.

¿En qué momento? Durante el aseo de la mañana, como parte de la rutina matinal.

¿Cuántas veces? Una vez al día.

Duración de la actividad 2 minutos

Progresión y consejos

✿ Contamos y sonreímos al pequeño.

✿ Si se tensa, lo acariciamos, pero no forzamos.

✿ Los primeros meses el niño tiene las piernas muy dobladas y este ejercicio lo ayuda a abrirse al espacio.

Materiales Superficie semirígida tal como una alfombra de foam.

Áreas estimuladas Estimulación física.

4. ABRE-CIERRA

Descripción

Se trata de movilizar los brazos y activar su musculatura. Recostamos al pequeño sobre su espalda y cogemos sus manos. Le movemos los brazos cogiéndole las manos y los abrimos en cruz, luego los cerramos. Lo hacemos diez veces y vamos contando en voz alta.

Edad recomendada A partir de los 3 meses hasta que empieza a gatear.

¿En qué momento? Durante el aseo de la mañana, como parte de la rutina matinal.

¿Cuántas veces? Una vez al día.

Duración de la actividad 1 minuto.

Progresión y consejos

❀ Contamos y sonreímos al pequeño.
❀ Si se tensa, lo acariciamos, pero no forzamos.
❀ En el momento en que sienten que no forzamos, suelen relajarse.
❀ Los primeros meses el niño tiene los brazos muy pegados al tronco y este ejercicio lo ayuda a abrirse al espacio.

Materiales Superficie semirígida tal como una alfombra de foam.

Áreas estimuladas Estimulación física.

Actividad vestibular

De forma natural el bebé recibe estimulación vestibular. Siempre hay momentos de porteo, de traslado de un lado a otro, de juego, de baile... en los que movemos al pequeño y, sin saberlo, lo estamos estimulando. Vamos a dedicar este apartado a una serie de ejercicios vestibulares que lo ayudarán a desarrollar el equilibrio. El sistema vestibular, del que hemos hablado anteriormente, se sitúa en el oído interno del ser humano y es el responsable del equilibrio y el movimiento. Debemos facilitar el desarrollo del sistema vestibular para dar seguridad al pequeño en sus movimientos. Es una buena forma de estimular su cuerpo y facilitar el volteo, arrastre, gateo, caminar... En cuanto tiene desarrollado el equilibrio y controla su cuerpo, será capaz de proponerse realizar actividades más complejas como correr, saltar, ir en bicicleta, patinete...

Vamos a ver algunas actividades estimulantes para tu peque. Antes de iniciarte, recuerda «Las reglas del juego» (el último punto del capítulo 2).

1. FITBALL

Descripción

Se trata de realizar rebotes sentados sobre la fitball y con el pequeño sobre nuestras piernas para que los sienta bien, mientras cantamos una canción. Podemos variar los movimientos balanceando de un lado a otro, hacia delante y hacia atrás o haciendo círculos. Repetir cada uno de los ejercicios diez veces.

Cuando el pequeño se familiariza con la bola podemos hacer variaciones: ponerlo sobre su vientre encima de la bola, cogerlo por las caderas y hacer movimientos suaves hacia delante y hacia atrás. Conforme pasan los meses, podemos alargar el recorrido y poner un espejo en el suelo para que se vea al adelantar o un objeto que le atraiga para que trabaje la coordinación mano-ojo.

Edades recomendadas A partir de los 4 meses.

¿En qué momento? Momentos de juego.

¿Cuántas veces? Una vez al día.

Duración de la actividad 3 minutos.

Progresión y consejos

✿ Debemos ser muy respetuosos y fijarnos en la expresión de su cara.

✿ Los movimientos tienen que ser suaves y cuando esté cómodo, podremos aumentar la velocidad y el recorrido.

Materiales Fitball.

Áreas estimuladas Estimulación física, auditiva y vestibular.

2. BARCA

Descripción

Ponemos una manta encima de un colchón y al pequeño recostado encima, sobre su espalda. Con la ayuda ayuda de dos personas, elevamos la manta un palmo del colchón y balanceamos suavemente de un lado a otro mientras cantamos una canción. Los movimientos pueden ser horizontales y verticales.

Edades recomendadas A partir de los 4 meses.

¿En qué momento? Momentos de juego.

¿Cuántas veces? Una vez al día.

Duración de la actividad 2 minutos.

Progresión y consejos

✿ Al iniciarnos y teniendo en cuenta la edad del pequeño, debemos ser muy respetuosos y fijarnos en la expresión de su cara.

✿ Hay que realizar movimientos suaves.

✿ A medida que el bebé va sintiéndose cómodo, podemos ir aumentando la velocidad y el recorrido de los movimientos.

Materiales Sábana o manta resistente al peso del bebé.

Áreas estimuladas Estimulación física, auditiva, vestibular y propioceptiva.

3. COLUMPIO

Descripción

Se trata de balancear suavemente al pequeño sentado en un columpio diseñado para bebés.

Edades recomendadas A partir de los 8 meses o en cuanto se aguante sentado.

¿En qué momento? Momentos de juego.

¿Cuántas veces? Una vez al día.

Duración de la actividad 2 minutos.

Progresión y consejos

✿ Al iniciarnos y teniendo en cuenta la edad del pequeño, debemos ser muy respetuosos y fijarnos en la expresión de su cara.

✿ Hay que realizar movimientos suaves.

✿ A medida que el bebé va sintiéndose cómodo, podemos ir aumentando la velocidad y el recorrido.

✿ También podemos estimular su movimiento ofreciendo algún objeto al acercarse a nosotros con el balanceo. Estimulamos que estire su brazo y sea rápido antes de que vuelva a balancearse hacia atrás.

Materiales Columpio. En casa podemos fijarlo al techo o poner una barra de dominadas en el marco de una puerta y colgarlo con mosquetones.

Áreas estimuladas Estimulación física, vestibular.

4. ACELERACIONES

Descripción
Ponemos al pequeño sobre su espalda en una manta en el suelo. Vamos cantándolo y moviéndolo hacia delante y hacia atrás. También podemos hacer el mismo ejercicio moviéndolo hacia un lado y hacia otro o haciendo círculos en las dos direcciones.

Edades recomendadas A partir de los 2 meses.

¿En qué momento? Momentos de juego.

¿Cuántas veces? Una vez al día.

Duración de la actividad 2 minutos.

Progresión y consejos
* Al iniciarnos y teniendo en cuenta la edad del pequeño, debemos ser muy respetuosos y fijarnos en la expresión de su cara.
* Hay que hacer movimientos suaves.
* A medida que el bebé va sintiéndose cómodo podemos ir aumentando la velocidad y el recorrido.
* En cuanto conoce el ejercicio, lo podemos poner sobre su vientre y hacer los movimientos.

Materiales Una manta.

Áreas estimuladas Estimulación física y vestibular.

5. HAMACA

Descripción

Se trata de balancear al pequeño tumbado sobre su espalda en la hamaca de tela. También podemos colocarlo sobre su vientre, de tal forma que los brazos y la cabeza le queden fuera de la hamaca. Lo cogemos por las manos y lo balanceamos hacia delante y hacia atrás.

Edades recomendadas A partir de los 4 meses.

¿En qué momento? Momentos de juego.

¿Cuántas veces? Una vez al día.

Duración de la actividad 2 minutos.

Progresión y consejos

✿ A medida que el bebé va sintiéndose cómodo, podemos ir aumentando la velocidad y el recorrido.

✿ Debemos colocar los extremos muy cerca, de modo que la hamaca quede en forma de bolsa. Podemos fijar la hamaca en el techo o utilizar la barra de dominadas y fijarla en el marco de una puerta para colgarla con mosquetones.

Materiales Hamaca.

Áreas estimuladas Estimulación física, vestibular y propioceptiva.

El baile

Bailar con el bebé es una práctica divertida que aporta muchos beneficios. De forma natural nos movemos con nuestros pequeños y eso es lo que necesitan para activar su motricidad. Escuchar música y bailar es algo que siempre anima y activa una sonrisa en nuestra cara; además, es una herramienta muy útil para momentos en los que el bebé está inquieto o molesto.

El baile ha estado presente en la crianza de los bebés desde siempre. Sin embargo, solía utilizarse, sobre todo, para calmar, meciendo al pequeño hasta que se quedara dormido. No obstante, el baile puede ser una actividad que forme parte de las rutinas del niño para pasarlo bien, principalmente, y para activar el sistema vestibular, la estimulación auditiva y la regulación emocional.

El baile nos brinda el plan ideal para realizar algunos de los movimientos que facilitan el buen funcionamiento del sistema vestibular. Por lo general, el ejercicio vestibular hace salir al bebé de su zona de confort y le permite tomar conciencia de su cuerpo. Cuanto más conocimiento de este tenga, mayor facilidad para controlarlo.

Asimismo, el baile supone trabajar el conocimiento del cuerpo, la coordinación y, sobre todo, el equilibrio. En efecto, cuando damos vueltas sobre nosotros mismos y paramos, para no derrumbarnos tenemos que controlar cada parte de nuestro cuerpo, por lo que rápidamente hacemos un escáner de su estado y activamos los músculos para no caer. Cuando los niños pequeños dan vueltas sobre sí mismos y se paran, se tambalean, de tal forma que acostumbran a acabar en el suelo. Esto suele pasar porque no tienen bien desarrollado el equilibrio que permite el conocimiento del cuerpo y, por tanto, no son capaces de controlarlo.

El baile, asimismo, permite realizar los ejercicios acompañados de música, con lo que también propiciarás la estimulación auditiva. Además, es habitual que sientas alegría al escuchar una pieza de tu agrado, que te muevas a su ritmo y también que se te dibuje una gran sonrisa en la cara. En cuanto tu bebé te vea disfrutar, te imitará.

La música puede ser clásica o moderna, pero, ante todo, debe ser del agrado de todos los que participen en el baile.

Recuerda que el bebé es capaz de percibir las emociones de los adultos. Verás que si eliges una música que disfrutas, tu bebé también lo hará.

En ocasiones nos obligamos a bailar con música clásica pensando que es la más beneficiosa para el niño, pero lo que realmente importa es que la música nos haga sentir y disfrutar del baile con nuestro pequeño. No debemos olvidar que uno de los objetivos del baile es reforzar el vínculo afectivo.

A la hora de ejecutar los ejercicios es muy importante respetar al pequeño. Pensemos en el mejor momento para bailar con nuestro bebé e introduzcámoslo en nuestra rutina diaria. Posiblemente sea por la mañana: así se empezará bien el día. A esa hora el niño suele estar descansado después de la dormida más larga. No obstante, en ocasiones, por nuestra organización no es posible bailar por la mañana y debemos aplazarlo a por la tarde, antes del baño, por ejemplo.

Un punto primordial es no dejar de mirarle la cara para asegurarte de que está pasándolo bien e ir avanzando a medida que vas practicando.

A través de los gestos de la cara podremos detectar si le incomoda y, si es así, debemos parar e intentar movernos con más suavidad. Muy pronto se acostumbran al movimiento y empiezan a disfrutarlo, pero es imprescindible ser progresivos. Todos los ejercicios pueden y deben ser progresivos, de modo que, recuerda, las primeras veces el baile ha de ser muy suave y breve.

Con el pequeño en brazos, se trata de bailar con entusiasmo y pasión. Debemos transmitirle el gusto por la música. Tenemos que movernos con suavidad, pero con ritmo.

Los movimientos en el baile pueden ser muy variados. A continuación, te propongo una serie de movimientos que no deberías dejar de hacer mientras disfrutas con tu bebé.

- Balancear.
- Dar giros hacia un lado y hacia el otro.
- Ascensor: alza al niño y, seguidamente, baja hasta quedarte en cuclillas con él encarado hacia ti.
- La luna: estando de pie, coge al bebé y abre las piernas. Álzalo y bájalo hasta pasarlo entre tus piernas haciendo un trayecto de medialuna desde arriba hasta abajo y viceversa.
- Avión: alza al pequeño y, suspendido en el aire, muévelo suavemente hacia un lado y hacia otro.
- Corre hacia un espejo y distánciate de él para que tu bebé pueda verse de cerca y de lejos.
- Trotar.
- Saltar unas cuantas veces suavemente, al final.

Acabar siempre igual lo ayudará a prever el final de la actividad.

En esta actividad podemos utilizar pañuelos de colores, pompones, mantas, maracas, cascabeles, pompas de jabón, etc., pues contribuirán a que pasemos un buen rato al son de las notas. Además, el material incita a mayor movimiento. El peque toma mayor conciencia de su cuerpo y de cómo moverse. Nuestros movimientos marcarán también la complejidad de la actividad: él nos observa e intenta imitar lo que nosotros vamos haciendo.

Los movimientos pueden variarse también dependiendo de cómo coges al bebé. Te propongo tres tipos de agarre a la hora de bailar.

- Pecho contra pecho: muy recomendable cuando son muy pequeños o no tienen experiencia con el baile.
- Planeando: pones el vientre del bebé sobre tus manos y ejecutas los movimientos (ver www.carmen-romero.com/productos/35972/).
- Agarre de axilas: cógelo por debajo de las axilas para hacer los movimientos. Para este agarre, el bebé debe ser capaz de aguantar la cabeza.

A la hora de realizar los movimientos del baile con el bebé, es importante tener presentes los siguientes aspectos, que te permitirán disfrutar de ellos:

- Contacto físico: para que tu pequeño se sienta seguro, es recomendable empezar a bailar con mucho contacto físico. Poco a poco podrás separarlo; incluso cuando esté acostumbrado, podrás ponerlo mirando hacia fuera.
- Recorrido del ejercicio: los primeros ejercicios serán más limitados y poco a poco podrás ampliar el movimiento, es decir, ampliar su recorrido.
- Velocidad: es importante ser suaves en los movimientos. Así, evita hacer movimientos rápidos las primeras veces que bailes con el niño.

Recuerda que a la hora de bailar con tu bebé hay unas claves que facilitarán el éxito:

1. Elegir un buen tema.
2. Asegurarse de que es un buen momento para el peque. Preferiblemente por la mañana o antes del baño. Nunca antes de ir a dormir.
3. Cogerlo en brazos y bailar durante 2 o 3 minutos.
4. Acabar antes de que él te lo pida. Evitar que se canse de bailar contigo para que esté dispuesto a repetirlo la próxima vez.

Caminar: inicio de la marcha

Esta etapa supone un gran hito en el desarrollo del niño. Generalmente suele darse entre los 12 y los 18 meses. No existe una edad determinada, ya que cada niño tiene su ritmo y depende de su estado madurativo, la estimulación recibida y la motivación personal, la alimentación, el sueño, los aspectos emocionales... De todos estos factores dependerá que se inicie en un momento u otro.

Antes de empezar a caminar es importante que el pequeño tenga desarrollado su equilibrio y fortalecidos sus músculos. Los ejercicios vestibulares y la actividad acuática preparan al niño para alcanzar este hito.

El acompañamiento de los padres es fundamental para evitar cualquier tipo de caída brusca que le pueda generar miedos para soltarse de nuevo.

Antes de soltarse para caminar, el pequeño pasa por diferentes etapas. Se pone de pie y se vuelve a agachar, se desplaza lateralmente agarrado a algún punto de apoyo, da pasitos si se siente cogido, utiliza correpasillos pesados para empujar y mo-

verse lentamente a medida que va dando sus primeros pasos...
Una buena técnica consiste en animarlo sujetándolo por la espalda, como si llevara un arnés. De este modo se sentirá seguro,
pero con sus manos libres para equilibrarse y poder encontrar su
eje corporal. Solemos cogerlos de las manos y llevarlas hacia
arriba, pero así le resulta complicado encontrar bien la postura,
desarrollar el equilibrio suficiente y poder dar pasos de forma independiente y con seguridad.

El inicio de la marcha es una etapa que puede alargarse varias semanas. La experiencia, la exploración y el reconocimiento
de los éxitos por parte de los adultos también harán que el niño
evolucione.

Vamos a ver algunas intervenciones que facilitarán el inicio de
la marcha.

- Masajear los pies, la planta y cada uno de los dedos, al
  igual que el empeine y el tobillo.
- Movilizar piernas con ejercicios como el *warm up* de
  flexión y extensión de las piernas y brazos.
- Bailar, mover el cuerpo al son de la música.
- Identificarse delante de un espejo y señalar las principales partes del cuerpo, especialmente las extremidades, las manos y los pies.
- Facilitar la sedestación sobre diferentes superficies (cojín, silla, taburete...) con los pies apoyados en el suelo.
- Estimular el desarrollo de los reflejos de protección
  ante caídas. Podemos desequilibrarlo con suavidad

para que explore la protección, es decir, darle algún empujoncito para que se sujete, ponga sus manos o se recoloque. Podemos ponerlo de rodillas e impulsarlo suavemente hacia el suelo para que evite la caída poniendo las manos.

- Buscar un espacio seguro y familiar para dar sus primeros pasos, como el pasillo de casa, sin objetos en el suelo que dificulten la marcha.

- Las caídas son inevitables y debemos asegurarnos de que el entorno en el que se mueve será apto para un bebé que empieza a caminar. Evitaremos objetos frágiles, esquinas sin proteger, enchufes, suciedad... Debemos celebrar sus logros y ser muy cautos con nuestras reacciones ante cualquier caída para que no coja miedo a seguir probando.

- Nunca forzaremos ponerlo de pie o hacerlo caminar. La motivación es determinante para conseguir el éxito.

- Evitaremos los andadores en los que el niño va sentado en su interior.

- En cuanto empiece a caminar, debemos estimular la marcha haciendo varios metros y caminando por superficies irregulares que le permitirán consolidar el paso.

- Conviene recordar que es importante que el pequeño pueda sentir bien la superficie por la que pisa. Así que intentaremos que cuando empiece a andar lo haga descalzo; más adelante buscaremos un tipo de calzado ligero, de suela fina y flexible.

- Con el objetivo de brindarle seguridad en la marcha, podemos organizar circuitos caseros que el pequeño pueda disfrutar y experimentar. Podemos hacer diferentes combinaciones, todas ellas acompañadas de música y buen humor: 1. Camino con cojines para que ande por encima. 2. Un túnel por el que pasar gateando formado con una sábana y sillas. 3. Subir caminando por una rampa hecha con un colchón. 4. Caminar por una línea marcada en el suelo con tiza o cinta.

Saltar

Saltar es una actividad mucho más compleja de lo que un adulto puede imaginar. Sin embargo, es un hito importante que refuerza las habilidades motrices. Es gracioso ver cómo al principio el niño intenta saltar, pero no consigue despegar los pies del suelo. En efecto, se agacha, flexiona y estira las piernas, pero el salto es casi imperceptible. Más adelante, sobre los 2 años, apenas levantan los pies o lo hacen en forma de trote, y muestran gran dificultad para poder levantar los dos pies a la vez.

Cuando tienen posibilidad de ir saltando pequeños desniveles, van tomando conciencia de su coordinación. Podemos jugar con ellos para ir practicando con algún escalón o con pequeños obstáculos que nos podemos ir encontrando en el camino. Poco a poco el niño va descubriendo qué es lo que debe hacer para salvarlos. Tener la propiocepción y el equilibrio bien desarrollados será de gran ayuda para alcanzar este nuevo hito.

Sin lugar a duda, saltar supone tener técnica y pronto empieza a conseguir avances: saltar con los dos pies, saltar hacia delante y hacerlo con un solo pie. No obstante, es cierto que el dominio del salto lleva un tiempo, y por eso debemos dar muchas oportunidades para mejorar el desarrollo.

Hay muchas cosas que podemos hacer en casa para alcanzar con éxito este avance del desarrollo psicomotriz.

- Jugar a saltar encima de la cama.
- Hacer un circuito de pequeños objetos que debemos saltar o esquivar.
- Crear en el suelo unos círculos o rayas para que se salten.
- Saltar los escalones al bajar las escaleras mientras vamos contando y, cuando lo domine, lo podremos hacer al subirlas.
- Saltar como diferentes animales: la rana, el conejo, el canguro...
- Bailar dando saltos al ritmo de la música.

Actividad acuática

Desde hace muchos años soy gran defensora de la actividad acuática: creo que es una gran herramienta potenciadora del desarrollo y del vínculo afectivo con el bebé.

Para realizar la actividad acuática debemos contar con una buena piscina y buenos profesionales que nos orienten. La actividad acuática o matronatación puede iniciarse a partir de las primeras semanas, siempre y cuando los padres estén también preparados. La matronatación ha permitido que muchos progenitores con necesidad de interactuar con sus hijos encuentren un espacio para potenciar o estrechar la relación. Es una buena actividad con la que abrir el abanico social del bebé —muy a menudo se relaciona prácticamente solo con su madre—, en una actividad específica y diferente a las que suele tener en su día a día.

La actividad acuática también refuerza el desarrollo de la respiración. Nos permite que el bebé se mueva, se active y pueda hacer apneas. Las apneas controladas son muy recomendables. En el momento en que nos sumergimos, cerramos el paso del aire para evitar que nos entre el agua en los pulmones. Seguidamente, salimos a la superficie, inhalamos y por cuestiones de supervivencia, el oxígeno inhalado en esa primera respiración tan esperada va directamente al órgano más importante de nuestro cuerpo: el cerebro.

La actividad acuática permite una gran experimentación con los ejercicios, ya que no existe el impacto. Las sesiones son muy completas, pues desde que entramos en el agua hasta que salimos estamos haciendo ejercicio. El agua tiene una resistencia mil veces superior a la del aire, y cualquier movimiento, por pequeño que sea, activa enormemente nuestro cuerpo.

Cabe decir que, además, existe una transferencia de la actividad acuática a la del suelo. Los niños hábiles en agua también lo acaban siendo en tierra. Por eso, una de mis principales recomendaciones cuando un niño está teniendo ciertas dificultades en su desarrollo físico es la actividad acuática.

Aunque los movimientos en el agua suelen ser muy suaves, resultan muy útiles para el futuro desarrollo psicomotriz. El agua fortalece la musculatura. La actividad acuática es muy recomendable y, siempre que las condiciones lo permitan, es muy beneficioso formar parte de un grupo de matronatación.

Es cierto que no siempre es posible tener acceso a una buena piscina. En ese caso, si tenemos una bañera de adultos, podemos practicar en casa. Ponemos al pequeño sobre su espalda, completamente estirado en la bañera. La llenamos de agua justo a nivel de sus oídos. Colocamos la mano bajo su cabeza y, así, conseguimos que su cuerpo flote. Luego, balancearemos suavemente su cuerpo, hacia delante y hacia atrás, en lo que viene a ser una aceleración acuática.

En cuanto empiece a aguantar la cabeza, lo podemos colocar sobre su vientre, controlando muy bien que no la baje. Podemos colocar un churro de piscina cortado según el ancho de la bañera y fijarlo de forma que el pequeño lo pueda tener bajo sus brazos; de esta manera fortalece el control cefálico. Lo ayudaremos a mover las piernas de forma alterna. También podemos dejarle un objeto a su alcance para que mueva los brazos. Estos ejercicios harán que refuerce su musculatura para la etapa del arrastre y gateo.

En cuanto se sientan, podemos jugar a hacer pequeñas apneas. Le mostramos la ducha con muy poca agua y le decimos el comando «1,2, 3, cierro», al mismo tiempo que nos acercamos la ducha a nuestra cara y cerramos los ojos y la boca. Es importante que vea cómo nos preparamos al acercarnos el agua. Seguidamente, volvemos a repetir la actividad: decimos el comando «1,2, 3, cierro» y le acercamos la ducha a la cara con poca presión y dejando que el agua haga una cortina vertical, y pasamos a través de su cabeza. Pronto aprenderá que cuando decimos el comando, debe cerrar los ojos y la boca. Es un buen ejercicio para preparar al bebé para las futuras inmersiones.

Compartir con el pequeño un momento de actividad y diversión comporta grandes beneficios en la relación. Es, en suma, una manera de consolidar la unión y el vínculo afectivo.

5
ESTIMULACIÓN INTELECTUAL

Al estimular los sentidos y el movimiento, se activan los procesos cognitivos que dan lugar a diferentes aprendizajes. Cualquier actividad puede ser multiestimulante y avivar varias áreas al mismo tiempo. No podemos hablar de estimulación sensorial y física sin tener presente la estimulación intelectual, los aprendizajes que se ponen en marcha en el bebé al explorar, al sentir, al moverse y relacionarse con su entorno.

Desde la crianza y la educación infantil debemos promover el desarrollo intelectual de los pequeños. El ambiente familiar y educativo del niño es el trampolín para vivir experiencias y actividades estimulantes que iniciarán un proceso de desarrollo que le servirá para toda la vida.

Sin embargo, no debemos olvidar nunca que, para que se dé un buen desarrollo intelectual, hay que tener siempre bien cubiertas las áreas básicas de la alimentación, el descanso, el ejercicio físico y el vínculo afectivo con los cuidadores. Sin estas premisas, no es posible un buen desarrollo completo.

Pequeños grandes genios

Los niños pequeños son grandes genios. Generalmente no dejan de sorprendernos con su curiosidad, sus preguntas y sus razonamientos. ¿Quién no ha sido sorprendido por su hijo en distintas ocasiones? ¿Cómo son capaces de identificar cosas que solo han visto una vez? ¿Qué los lleva a hacer preguntas que los adultos no somos capaces de responder?

Desde edades muy tempranas, sin apenas hablar, podemos observar la velocidad con la que aprenden y su enorme capacidad, teniendo en cuenta su corta edad y experiencia.

Como ya se comentó en páginas anteriores, los niños hacen gala de una gran capacidad de experimentar, de hacer pruebas, de ensayos, hasta de descubrir las leyes de la naturaleza. Son grandes observadores, como cualquier científico.

Los genios se hacen, no nacen. Es a través de la experiencia cómo se van formando. Los niños aprenden a un ritmo tremendo, inimaginable para el adulto. Y en muchas ocasiones no podemos dar crédito a lo que estamos viendo y preferimos pensar que es fruto de la casualidad.

Recuerdo que, hace muchos años, una madre me explicaba que vivía en un decimotercer piso de un edificio de catorce plantas. Su hija, cuando apenas tenía 12 meses, al subir en sus brazos al ascensor, era capaz de identificar el número 13 y pulsarlo. La madre se reía y me explicaba que, por casualidad, su hija siempre lo hacía. Sin embargo, lo más probable es que la niña, al ver cómo los adultos pulsaban ese botón entre quince pulsadores más, fuera capaz de identificarlo. Pero, por desgracia, solemos infravalorar la capacidad de observación y aprendizaje de los pequeños. En aquel momento, le expliqué que los niños tienen una gran disposición para aprender y que era importante creer en ellos, acompañarlos y potenciar su desarrollo intelectual. La mujer lo entendió perfectamente y, desde entonces, se volcó en el aprendizaje de su hija y esta alcanzó un desarrollo completo. Hoy en día, la niña ya es una chica que habla cinco lenguas, licenciada en un doble grado y sigue teniendo una gran motivación por seguir aprendiendo.

Si le enseñas a un niño una serie de hechos, él solo acaba descubriendo las leyes. Cuántas veces nos encontramos al niño que empieza a hablar y básicamente comete errores en las excepciones del lenguaje. ¿Has pensado alguna vez por qué un niño dice «se ha rompido» en vez de «se ha roto»? Pues por el simple hecho de que nadie le ha explicado la excepción y, al igual que hace con el resto de los verbos, utiliza la regla que ha deducido de su lenguaje. Aunque parece algo poco importante, creo que es digno de mencionar. El niño sabe que hay una regla y es capaz de aplicarla sin excepción, incluso con verbos nuevos que no utiliza. Por eso, en ocasiones se equivoca; no obstante, el mayor error es el de los adultos al no saber apreciar la gran capacidad del pequeño, que lo lleva a cometer ese error.

Motivación y capacidad de aprendizaje del bebé

La motivación por aprender del niño durante los primeros años de vida es infinita. Tal como hemos comentado en apartados anteriores, su cerebro está hambriento de crear nuevas conexiones neuronales y conseguirá satisfacerlo a través del contacto con el entorno y sus participantes.

Cualquier pequeña cosa puede ser atractiva, todo es nuevo e interesante. Además, por cuestiones de supervivencia, el bebé necesita conocer bien todo lo que lo rodea. Desgraciadamente, esta motivación por aprender va disminuyendo con el tiempo. Por eso, hemos de ofrecer un ambiente adecuado para cada edad que consiga mantener esa motivación para siempre.

Los niños son curiosos, todo lo quieren saber, y es responsabilidad del adulto mantener esa llama encendida para que, en un futuro cercano, durante los años académicos, siga interesado en aprender y en convertirse en una persona llena de conocimiento.

Sin embargo, es muy fácil descuidar la llama del aprendizaje de nuestros pequeños. El día a día nos lleva a ir corriendo de un lado a otro. Tenemos muchos frentes abiertos, y puede ocurrir que las preguntas de nuestros pequeños nos lleguen a modo de bombardeo incesante. Además, generalmente, a medida que vamos respondiendo, siempre surge un nuevo porqué, hasta que llega un momento en que posiblemente no tengamos la respuesta y debamos consultarla. Son tan capaces que se plantean dudas que muchos adultos, a pesar de nuestra experiencia, desconocemos.

El día a día nos hace asumir aspectos como evidentes cuando no tienen por qué serlo. Con todo, nuestros pequeños no pierden detalle y se cuestionan todo aquello que desconocen.

Recuerdo que, hace unos años, llevaba a un grupo de mamás con sus bebés con el objetivo de dar apoyo en la crianza y potenciar el desarrollo físico e intelectual de los pequeños. Una de ellas tenía una niña de 15 meses. Ella confiaba mucho en la capacidad de su pequeña, a pesar de que el lenguaje de la niña no estaba muy desarrollado por aquel entonces. La madre quería jugar en casa con actividades que estimularan el desarrollo de su hija, y le propuse comprar un mapamundi para que le pudiera enseñar los diferentes países. Se trataba de una tabla imantada con la imagen del mapa del mundo y con los diferentes países en pequeñas piezas que formaban el puzle. Cada semana la madre le enseñaba a colocar tres nuevos países en el mapa. Y así consiguió que a los 20 meses fuera capaz de colocar cerca de sesenta piezas. Esta actividad potenció enormemente el vínculo afectivo entre la madre y la niña, pero además se trabajó la memoria, la organización espacial, la psicomotricidad y un contenido de valor que más adelante podría utilizar para moverse por el mundo. A pesar de que en ese momento no entendiera exactamente qué significaba un país, en un futuro no muy lejano lo comprendería y ya tendría mucha información interiorizada. Lo mejor es que consiguió todo ese conocimiento a través del juego y con muy poco esfuerzo. Por otro lado, su interés por la geografía fue creciendo con los años. Sus preguntas sobre las características de cada país nos dejaban con la boca abierta. Quería saber sobre la capital, las banderas, las costumbres, la gastronomía, la fauna... Su motivación por aprender era infinita, y eso le daba acceso a un contenido cada vez más elaborado.

Actualmente tenemos acceso a mucha información y para encontrar respuestas ya no hace falta ir a una biblioteca y dedicarle un montón de horas. Así que te animo a que, en cuanto tu hijo te pregunte, si no conoces la respuesta, inviertas un rato para consultar en la fuente que prefieras, pero respóndele. Verás cómo su interés por aprender se mantiene en el tiempo. Sin embargo, si decimos que no lo sabemos y que no pregunte más, estamos invitándolo a que se despreocupe de aprender. Entonces ¿cómo pretender que, en un futuro, el niño ya adolescente se afane en sus propios estudios académicos?

La motivación, al igual que la capacidad y velocidad de aprendizaje, suele disminuir con la edad. Durante el primer año de vida podemos ver reflejado este fenómeno. El bebé recién nacido, a pesar de su ternura, es un ser incapaz en muchos aspectos. Necesita del cuidado del adulto permanentemente. No obstante, un año más tarde suele haber hecho un progreso impresionante. El primer año de vida, el bebé aprende más de lo que aprenderá el resto de su vida. A los 12 meses un bebé reconoce prácticamente todo su entorno, las personas, los espacios, los objetos, entiende una o más lenguas, muchos ya hablan, además, se mueven de forma autónoma, gatean, caminan, comen... ¡Es impresionante!

Estas edades tempranas nos permiten activar una espiral de sabiduría. El bebé tiene mucha motivación y capacidad. Nuestro papel es alimentarlo intelectualmente, pues eso es lo que le permitirá seguir deseando conocer, aprender y profundizar en cualquier tema que lo seduzca.

Son muchos los niños que se sienten atraídos por los planetas o por los dinosaurios u otros contenidos en los que se puede profundizar muchísimo. Sin embargo, son pocos los padres que creen que sus hijos son capaces de retener tanta información. Sin querer, infravaloramos la capacidad de nuestros pequeños. Ahora bien, nos quedaríamos pasmados al ver la rapidez con la que aprenden. Por eso, te animo a que, si te encuentras en esta situación algún día, no dudes en consultar y profundizar para poder ofrecer a tu pequeño la información que necesita para saciar su hambre intelectual.

Tu hijo tiene una gran capacidad y de la misma manera que verás que es capaz de memorizar centenas de personajes de colecciones de muñecos infantiles, también verás que lo puede hacer con información de contenido valioso para su futuro.

Otro ejemplo claro que muestra la capacidad del pequeño son las visitas al pediatra. Los primeros meses suelen ser bastante tranquilas. Pero en el momento en que se les empieza a manipular o se les administra alguna vacuna, el bebé llora, se siente mal y a partir de ese instante cada vez que entra en el consultorio médico, tiene una gran rabieta. Los padres nos sentimos impotentes y nos cuesta entender cuál es la razón por la que llora desconsoladamente. Es evidente que, aunque es pequeño, recuerda a la perfección el espacio, las personas y las experiencias anteriores. Que el bebé no hable no quiere decir que no entienda o que no recuerde. Por eso es importante mantener una continua comunicación con el bebé, hablarle y explicarle cada cosa que vamos haciendo para que se sienta acompañado y seguro. Para transmitirle, en este caso, toda la tranquilidad que se merece.

La inteligencia

El bebé necesita de los cuidados de sus progenitores para sobrevivir. A través de esos cuidados y del contacto con el adulto aprende. Cuanto más rica es la interacción, más aprende. Por eso, creo firmemente que una parte importante de la inteligencia se contagia.

El niño que nace en un entorno en el que las conversaciones son elaboradas y tratan sobre temas complejos, en las que se le incluye y se le hace partícipe, sin lugar a duda, desarrollará una inteligencia superior al niño que vive en un entorno intelectualmente pobre y poco elaborado.

Los padres somos los mejores maestros de nuestros hijos. Sobre todo, durante los primeros años. Formamos el tándem perfecto, pues no hay nadie que lo conozca mejor y que lo quiera tanto. Sabemos bien cuándo está cansado o preparado para aprender. Sabemos también cuáles son sus temas favoritos y podemos transmitirle infinitos conocimientos de forma personalizada y, gracias al vínculo afectivo, es muy probable que los asimile a la perfección.

El bebé, por su parte, admira a sus padres, les tiene devoción y su mayor ilusión es compartir actividades con ellos. Poco a poco, va cogiendo autonomía y desarrollando sus habilidades sociales. Empieza a establecer nuevos vínculos y la figura del maestro coge fuerza, sobre todo cuando entra en la escuela.

El crecimiento del cerebro y su desarrollo no está predestinado. Es un proceso dinámico que se halla en constante cambio y, como tal, puede ser parado, ralentizado o, en nuestro caso, estimulado.

El cerebro crece con el uso, y la inteligencia es el resultado de pensar, de activar la mente, de comprender y razonar. Es el fruto de numerosos procesos cognitivos y de aprendizaje. Eso es algo que va entrenándose, que podemos hacer crecer con las experiencias diarias. Podríamos decir que el cerebro es como un recipiente mágico, cuya capacidad se amplía a medida que más cosas metemos dentro. Esa capacidad está, obviamente, relacionada con lo que aprendemos a lo largo de la vida: así, cuanto más sabemos, más fácil es aprender y asimilar nuevos conceptos.

Por eso, es muy recomendable aprovechar estos primeros años en los que hay una gran predisposición por aprender y en los que todos los procesos ocurren de una forma mágica. El niño está motivado y su capacidad de aprender es enorme.

Estimular al bebé es un derecho de vida. Cualquier niño debe tener derecho a desarrollar su potencial, y nosotros, la obligación de proporcionarles conocimientos, nutrirlos intelectualmente igual que lo hacemos con los alimentos o el cariño. Es otra forma de estimulación. Por tanto, si queremos ser justos, debemos esforzarnos por velar por su buen desarrollo, no solo físico y emocional sino también intelectual.

Definir la inteligencia es una tarea más compleja de lo que parece. Son muchos los factores que intervienen y van más allá de los aspectos relacionados con la psicología, la biología, la medicina, la filosofía y otras ciencias sociales.

La Real Academia Española define la inteligencia de la siguiente manera:

1. f. Capacidad de entender o comprender.
2. f. Capacidad de resolver problemas.
3. f. Conocimiento, comprensión, acto de entender.
4. f. Sentido en que se puede tomar una proposición, un dicho o una expresión.
5. f. Habilidad, destreza y experiencia.

Por nuestra parte, hablaremos de inteligencia desde una postura abierta y general. Hablaremos de ella desde sus inicios, desde los primeros días de vida, y haremos referencia a las diferentes habilidades que nos facultan para pensar, comprender y razonar. La inteligencia nos ayuda a adaptarnos a nuestro entorno y relacionarnos en los diferentes escenarios de la vida, ya sean nuevos o cotidianos.

La estimulación intelectual no es más que un conjunto de variables que deben activarse de forma natural a través de la interacción con el entorno, el adulto y los iguales. Como ocurre con el resto de las áreas de estimulación, intentaremos tenerlo presente en el día a día de nuestro pequeño, para que su desarrollo intelectual fluya armoniosamente.

Cada niño es único, con unas características propias e irrepetibles. Estimular su desarrollo intelectual supone potenciar, de manera respetuosa y lúdica, sus capacidades para que active su pensamiento, comprensión y razonamiento, de modo que pueda conocer su entorno y, así, sea capaz de adaptarse a las nuevas situaciones de forma segura y armónica.

La atención

Al hablar de desarrollo, de aprendizaje y de estimulación del bebé, debemos tener muy en cuenta el nivel de atención y las características propias de las primeras etapas de vida. La atención es un proceso cognitivo que requiere el contacto con el entorno, la experiencia y maduración en el desarrollo. Para un buen aprendizaje es imprescindible considerar la atención y concentración del niño, pues es la base de cualquier tipo de desarrollo cognitivo. Cuando el pequeño mira, escucha o siente está poniendo en marcha unos procesos mentales que facilitan el desarrollo de su propia percepción y del pensamiento.

Durante los primeros años la atención del niño es algo peculiar. Necesita aprender para conocer su entorno y vivir en armonía. Tiene una forma de aprender muy distinta a la de los adultos. Los pequeños son mucho más rápidos que nosotros y precisan estímulos nuevos que mantengan su atención. Sin embargo, su inmadurez no les permite dedicarles mucho tiempo a los estímulos, por lo que necesitan que sean rápidos, cortos y variados.

Vamos a hablar de lo que el bebé necesita los primeros años de vida para poder desarrollar de forma integral su atención. Es recomendable plantear actividades de juego que sean cortas, en las que disfrute y acabe con ganas de hacer más; por el contrario, si alargamos más de la cuenta la actividad, baja su motivación y es posible que prefiera no iniciar nuevas actividades dirigidas. En consecuencia, las actividades deben durar apenas unos minutos durante los dos primeros años de vida, para así conseguir llegar al final. No hay que pretender alargar la actividad en contra de la voluntad del pequeño, pues en el momento en que pierde el interés, difícilmente podremos continuar.

Sin lugar a duda, la maduración de la atención varía enormemente en cada niño. Son muchas las variables que intervienen en este proceso cognitivo y debemos ser muy pacientes. Afortunadamente, nuestra intervención como cuidadores es definitiva también para acompañar este proceso.

En los primeros años de vida el niño recibe a diario múltiples estímulos nuevos que atraen su atención. Gracias a la gran capacidad de aprendizaje que tiene, en unos instantes es capaz de absorber lo que le interesa del objeto o de la situación para, acto seguido, centrarse en la siguiente novedad. Además, también suele ocurrir que los diferentes estímulos que van presentándose —los estímulos distractores— dificultan la atención sobre alguno en concreto. Todo es atractivo e importante para conocer y controlar su entorno.

Es muy común detectar en el pequeño una atención muy intensa pero muy corta al mismo tiempo. La práctica y el contacto con el entorno le proporcionan oportunidades de maduración. Así que, cuando estamos haciendo una actividad con nuestro pequeño, debemos procurar atraer su atención, pero de nada sirve intentar retenerlo si ha perdido el interés. Algo que funciona muy bien es tener varias actividades a mano (lectura, juego, manualidades...) que nos permitan cambiar de actividad y volver a atraer su atención. Primero conseguiremos mantenerla cambiando de actividad, pero pronto será capaz de mantenerse concentrado más tiempo en una sola.

Dependiendo de la etapa en la que se encuentre el niño, podemos apreciar diferentes obstáculos que dificultan la atención. En la consulta suelo escuchar a menudo la inquietud por parte de los padres con respecto a la atención de sus hijos a partir de los 10 meses hasta los 2 años. Las familias se sorprenden porque sus pequeños no son capaces de estar atentos para atender la lectura de un cuento entero. Son edades en las que prima el movimiento, el gateo, el caminar, correr... necesitan moverse y esa necesidad les impide en muchos casos mantenerse sentados y seguir la lectura. Los niños necesitan estímulos atractivos y rápidos que les permitan explorar a través de movimiento. Es algo que a los padres nos sorprende, pero si nos adaptamos a sus necesidades pronto podremos comprobar la rapidez con la que aprenden.

El orden, las rutinas, la armonía y la estabilidad emocional facilitarán que esta atención vaya madurando y se vaya alargando, al tiempo que evitarán hábitos inadecuados.

Para conseguir que nuestro pequeño desarrolle una buena atención es importante tener en cuenta una serie de aspectos:

1. En primer lugar, debemos conseguir que el niño nos mire y escuche para ayudarlo a detectar el estímulo de atención. Para ello evitaremos otros estímulos distractores que pueden distorsionar la actividad. El objetivo final es conseguir mantener su atención en el estímulo determinado, ya sea nuestra cara, un muñeco, un juego determinado, una rutina...

2. Por otro lado, debemos buscar el momento propicio en el que el niño no esté cansado, ni con hambre o en una situación en la que no podemos controlar los estímulos distractores.

3. Para conseguir el éxito es imprescindible que el niño quiera atender y para ello hemos de presentar un estímulo atractivo, según sus preferencias, en un momento adecuado.

4. La interacción del adulto es definitiva, al igual que nuestra actitud hacia el pequeño y la actividad en cuestión. Es recomendable nivelar nuestra altura para conseguir contacto visual y físico. El niño, cuando siente que lo miras y lo tocas, atiende con mayor facilidad. A partir de aquí, debemos conseguir que detecte el estímulo de atención y lo haremos atractivo con nuestra voz, o con movimientos, colores, luces, música...

5. Intentaremos crear una interacción constante con onomatopeyas, descripciones de nuestras acciones, preguntas cortas, gestos... y reforzaremos continuamente su atención y su esfuerzo en la actividad. Con el paso del tiempo podremos apreciar cómo, poco a poco y de forma natural, se van aumentando los tiempos de atención y el pequeño consigue disfrutar más de la actividad.

6. Durante los primeros años de vida, es recomendable marcar un ritmo fluido en la actividad. Debemos conseguir llegar al final, terminar sin perder la motivación del niño. En muchas ocasiones, esto puede significar que debamos intervenir ejecutando parte de la acción para dar por finalizada la actividad y poder cambiar de escenario.

Una de las cosas que les suele llamar más la atención a las familias cuando me traen a su pequeño a mi consulta es ver cómo su hijo consigue estar más de 45 minutos haciendo múltiples actividades con diferentes materiales sin queja alguna. Sorprende también ver cómo absorben conceptos variados y ponen en práctica sus habilidades para ir mejorando cada día. La evolución de los niños tras participar en las sesiones durante unos meses es impactante. Su atención se dispara y su interés por aprender, también. Es cierto que el espacio de la consulta está totalmente adaptado para que puedan realizar sus actividades de forma íntegra. También es cierto que los materiales que utilizo están todos muy pensados para desarrollar diferentes aspectos del niño y acostumbran a ser muy atractivos para ellos. Pero lo que realmente es importante es tener materiales organizados y ofrecer una actitud de entrega e ilusión en la interacción con ellos.

De nuevo, la genética y el ambiente

En el desarrollo intelectual del individuo, de nuevo, debemos tener muy en cuenta la carga genética y su relación natural con el entorno. Existen diferentes posturas sobre la magnitud de la influencia del ambiente o, por el contrario, de la herencia genética. Sin embargo, nuestro trabajo defiende que ambos son igualmente importantes y que no existe un desarrollo en el que no tengamos en cuenta estos conceptos. La genética influye de una determinada manera porque se manifiesta en un ambiente concreto, con cualidades específicas y propias del entorno del bebé. Y el ambiente influye en el desarrollo porque facilita o bloquea los procesos genéticamente determinados.

La genética es la razón por la que somos todos diferentes, por la que somos únicos y al mismo tiempo parecidos a algunos miembros de la familia.

Los genes son los responsables de definir el potencial con el que nacemos, pero es el ambiente el que determinará cómo será finalmente el individuo. El entorno abre y cierra puertas, potencia o bloquea aspectos definitivos en el desarrollo del individuo. Y por eso es tan importante el papel del cuidador, quien es el responsable de controlar y ofrecer el mejor ambiente para su pequeño.

La inteligencia del ser humano es el resultado de los rasgos genéticos que están presentes en sus cromosomas y de los aspectos ambientales que acompañan la manifestación de esos genes, del potencial genético. Esto quiere decir que tanto el ambiente, esto es, la crianza, como la genética están presentes en el desarrollo del individuo de forma intensa y con gran protagonismo. No podemos cambiar la genética, que corresponde a la naturaleza del pequeño, pero el ambiente sí.

El tipo de educación, las diferentes experiencias, los estados emocionales del niño y los aspectos socioculturales definen en gran medida el ambiente en el que se desarrolla intelectualmente el niño. Podemos conseguir que el pequeño manifieste todo su potencial, se desarrolle de forma completa o, por el contrario, ponerle obstáculos y empobrecer su desarrollo intelectual.

¡Comunícate con tu bebé!

Lo primero que vamos a hacer para potenciar el desarrollo intelectual es impulsar la comunicación, hablar al bebé desde el primer día. ¿Sabes que tú eres la mayor fuente de información y la mejor enciclopedia para tu pequeño? Él lo aprenderá todo a través de tus palabras y tus gestos.

Es común pensar que, si nuestro pequeño no habla, no hace falta que le hablemos. Pensamos que no entiende y que no va a ser capaz de responder. Por eso, en muchos casos el adulto suele ser muy poco interactivo, sin tener en cuenta que el pequeño está deseoso de escucharnos, de identificar sonidos, palabras y los movimientos de nuestros labios para poder aprender. El bebé es un gran imitador y pronto se iniciará con el balbuceo.

Desde los primeros días, el niño necesita escuchar nuestra voz, conocer nuestro idioma, entender nuestras palabras, y eso solo lo conseguirá si le hablamos. Cuanto más y antes le hablemos, más y antes entenderá. Poco a poco, irá identificando las voces, los sonidos y las palabras con los que irá estructurando su pensamiento y comprensión.

Hablarles es un fantástico estímulo que activa la mente, el pensamiento y el razonamiento. A través del habla recibida, el bebé será capaz de adquirir y desarrollar su propio lenguaje.

La comunicación y la interacción respetuosa dan paso a un buen vínculo y, además, son aspectos determinantes para potenciar el desarrollo intelectual. Por eso, es importante hablarles como si nos entendieran al cien por cien, pues solo así lo acabarán haciendo ellos también.

Hablar a tu bebé es transmitirle cariño, conocimiento y presencia. Hablarle significa transmitirle que te importa, que cuentas con él y que estás dispuesto a mostrarle el mundo. El bebé se siente tremendamente atraído por la voz de sus padres, especialmente de la madre, pues desde el vientre la ha estado escuchando. Más adelante irá identificando la voz del padre, que también le atrae y le da seguridad. Así que no dudes en hablarle, dado que no solo le transmites conocimiento, sino que, además, le permites disfrutar de ti de forma más intensa.

Es necesario emplear un lenguaje natural con el bebé sin la necesidad de cambiar palabras o utilizar diminutivos que deforman el lenguaje; equivocadamente, pensamos que así nos van a entender más y mejor. El bebé necesita conocer bien el vocabulario desde el principio para evitar posibles confusiones. Sí es cierto que debemos utilizar un tono suave y cercano, pero no conviene cambiar las palabras.

Es recomendable, asimismo, hacer monólogos y adoptar tonos expresivos, utilizar preguntas y exclamaciones que le inviten a participar y a dialogar. Y aunque no te responda con palabras, lo hará con la mirada, con una sonrisa o con alguno de sus sonidos. No te frustres si no tienes respuestas inmediatas. No presiones ni corrijas, simplemente dale espacio para que pueda responder a su manera y a su tiempo.

Por otro lado, recuerda que es importante atraer su atención y, si quieres que te atienda, debes provocar conexión visual y contacto físico, ofreciendo caricias para que sienta que estás hablándole y que su reacción y participación te interesan.

El ser humano tiene capacidad para aprender hasta siete lenguas distintas a la perfección. Pero, además, los niños juegan con ventaja, pues son verdaderos genios lingüísticos. Ellos son capaces de entender una lengua completamente nueva entre el nacimiento y los 24 meses. Por razones que hemos ido citando a lo largo del libro, sabemos que es más fácil enseñar una lengua nueva a un niño de 1 año que a uno de 7 y, por supuesto, que a un joven de 20.

La capacidad de aprendizaje de una nueva lengua en un niño es sorprendente y si hay un buen momento para adquirir otro idioma es durante los primeros años de vida. Los adultos, por mucho empeño que le pongamos y por mucha capacidad que tengamos, nunca aprendemos con tanta facilidad. Un ejemplo claro lo vemos en las familias que inician una nueva vida en un país extranjero. Es increíble oír cómo habla el niño de 3 años la lengua del nuevo país y cómo lo hacen los padres después de llevar viviendo allí más años que la edad del niño. ¡No hay color! La soltura, la fluidez, el acento, el vocabulario y la de errores que los adultos seguimos cometiendo después de años y años de estudio.

Para que el niño aprenda bien el idioma, lo que único que necesita es estar expuesto a esa lengua, todo lo demás llega solo. Y es a través de la lengua como aprenden, conocen y profundizan en lo que los rodea. Hablar al pequeño es, sin duda alguna, un maravilloso bombardeo de conocimientos.

Aspectos que favorecen la comunicación con el bebé

No siempre es fácil saber cómo hablar a un niño. No todos los adultos tenemos experiencia con ellos antes de ser padres y es una realidad que el mundo del bebé es algo nuevo y muy diferente a lo que solemos tratar. Estamos acostumbrados a comunicarnos con personas que responden y participan en nuestro diálogo de forma inmediata, pero con el bebé es distinto.

Vamos a enumerar algunas recomendaciones que te servirán para tener más éxito en la comunicación con tu bebé.

1. FACILITAR LA CONEXIÓN EN LA COMUNICACIÓN. Cuando hablemos con el pequeño, nos pondremos siempre enfrente de él, a su altura y con contacto físico (tocándole los brazos, cogiéndolo de las manos...). Cuando mira y escucha está activando su mente y desarrollando pensamiento.

2. MANTENDREMOS SIEMPRE UN TONO DE VOZ APROPIADO PARA LA SITUACIÓN. Facilitaremos la interacción con preguntas, canciones, onomatopeyas, cambios de entonación que mantengan el interés del pequeño. Debemos tener claro qué queremos transmitir en cada actividad y con ello acompañaremos nuestro mensaje oral, siempre claro y coherente para evitar confusiones.

3. HAREMOS MOVIMIENTOS Y GESTOS ATRACTIVOS pero respetuosos al mismo tiempo para mantener su atención e interés.

4. AUMENTAREMOS DE FORMA PROGRESIVA LOS TIEMPOS DE LAS ACTIVIDADES según vaya permitiéndonoslo, con el objeto de alargar su concentración. Recuerda que es el niño quien marca los tiempos. Así, querer alargar una actividad si el pequeño no está interesado o predispuesto no sirve de nada.

5. DEFINIREMOS UN RITMO Y UN ORDEN DE ACTIVIDADES VARIADAS para mantener la atención sabiendo que suele ser bastante corta. En cuanto vemos que pierde el interés por la actividad, aunque nos haya supuesto una gran preparación, es recomendable descansar o cambiar para emprender otra distinta.

6. CONFIAREMOS EN LA CAPACIDAD DEL PEQUEÑO SIN EXAMINARLO. ¿A quién le gusta que lo examinen? Examinar suele estresar al niño. Además, transmite desconfianza por parte del adulto. Es una manera de darle a entender que dudamos de su capacidad y que necesitamos que nos lo demuestre de forma clara y concreta. Si el adulto le pregunta y le presiona es muy posible que el niño se bloquee y dé respuestas totalmente sesgadas. ¿Cuántas veces nos ha pasado que delante de familiares queremos que nuestro niño muestre lo que sabe y lo que hace en casa a solas con nosotros, y no lo hemos conseguido? El niño no quiere ser un mono de feria y, aunque sabe muchas cosas, hará uso de ellas cuando lo vea necesario.

¿Cómo potenciar el desarrollo intelectual desde edades tempranas?

Hay infinidad de actividades que favorecen el desarrollo intelectual del niño: la interacción con el adulto y con los iguales, las experiencias con el entorno, la exploración... El secreto está en conseguir descubrir cuáles son los temas que más le atraen, dejar de lado nuestras preferencias y fijarnos en las suyas. Si el niño se siente atraído, todo lo demás vendrá rodado.

Partimos de la premisa de que las actividades de estimulación intelectual las llevan a cabo con los padres. El hecho de compartir un espacio y un tiempo con uno de los padres es algo muy atractivo para el niño. Le dedicamos una actividad personalizada, pensada para él, un rato de atención individual sobre el tema que le gusta: le estamos ofreciendo un maravilloso regalo.

A partir de los 18 meses podemos empezar por temas sencillos como los colores, las formas, los tamaños, las emociones, las cantidades, los números, las vocales... Cada uno de estos temas puede ser apasionante siempre que se presente en forma de juego. El niño debe tener varias experiencias con el contenido en cuestión. Debe poder manipularlo y sentirse acompañado para acabar identificándolo en diferentes situaciones.

Vamos a poner algunos ejemplos de actividades relacionadas con algunos conceptos básicos. Antes de iniciarte, recuerda «Las reglas del juego» (el penúltimo punto del capítulo 2.

1. LOS COLORES

Descripción

Se trata de ayudar al pequeño a identificar los colores, por lo que nombraremos el de cada uno de los objetos que manipulamos: el de las piezas de ropa que lleva, el de los alimentos que come, el de los juguetes que tenemos a mano... y así los identificará como algo útil para su día a día.

Para la actividad utilizaremos pañuelos grandes y traslúcidos. Los guardaremos en una cesta y con música agradable (una canción de los colores, por ejemplo), iremos cogiendo un pañuelo cada vez y diremos el color. Seguidamente, nos cubriremos la cabeza y dejaremos que el pequeño sea capaz de quitárselo solo; si no lo consigue, lo ayudaremos.

Edades recomendadas 12 meses.

¿En qué momento? Momentos de juego.

¿Cuántas veces? Una vez al día.

Duración de la actividad 5 minutos.

Progresión y consejos

✿ Si el niño se siente cómodo con el pañuelo sobre la cabeza, podremos cubrirlo solo a él.

Materiales Pañuelos traslúcidos de colores.

Áreas estimuladas Estimulación visual, auditiva e intelectual.

2. LAS CANTIDADES

Descripción

Se trata de enseñar a contar. Los niños suelen cantar los números sin tener en cuenta las cantidades. Es importante empezar por el principio: contar cantando. En esta actividad queremos que el pequeño entienda que cada número está asociado a una cantidad. Escribiremos un número de un color (verde, rojo, amarillo, azul, naranja) en cada cartulina DINA4, del 1 al 5. Le mostraremos cada una de las láminas de una en una y las pondremos una al lado de la otra. Acto seguido, le enseñaremos a ir poniendo sobre cada lámina la cantidad de pompones que indique el número escrito en ella. Para mayor dificultad, los pompones deberán ser del mismo color que el número que indica la cartulina.

Edades recomendadas 24 meses.

¿En qué momento? Momentos de juego.

¿Cuántas veces? Una vez al día.

Duración de la actividad 5 minutos.

Progresión y consejos

✿ Es recomendable plastificar las láminas.
✿ Podemos también practicar montando torres. Contamos cada pieza que ponemos y, al derribarla, volvemos a empezar.
✿ Es importante que asocien cada número a una cantidad.

Materiales Láminas, rotuladores y pompones.

Áreas estimuladas Estimulación visual, auditiva e intelectual.

3. LAS EMOCIONES

Descripción

Se trata de identificar las emociones. Preparamos unas cartulinas DINA4 con una cara contenta, una triste, una enfadada, una asustada y otra sorprendida. Puedes tomar ejemplos en internet de las diferentes emociones. Cada cara irá en una sola cartulina. Las pegaremos en una pared y se las iremos mostrando una a una. Cuando las haya visto varias veces, podemos ayudarlo a identificar las suyas propias y cuando se sienta contento, lo acercaremos a esta cartulina; lo mismo cuando se sienta triste, asustado... Es una maravillosa forma de aprender sobre las emociones y de poder identificarlas para que poco a poco pueda gestionarlas mejor.

Edades recomendadas A partir de los 24 meses.

¿En qué momento? Momentos de juego.

¿Cuántas veces? Una vez al día

Duración de la actividad 5 minutos.

Progresión y consejos

✿ Es recomendable plastificar las láminas para protegerlas.

Materiales Cartulinas y rotulador.

Áreas estimuladas Estimulación visual, auditiva e intelectual.

Seguidamente vamos a suponer que queremos profundizar temas más elaborados, con contenido enciclopédico. En muchas ocasiones, es posible que tu pequeño se sienta atraído por temas variados que nosotros mismos desconocemos en profundidad. Si es así, te recomiendo que te lo estudies, investigues y aprendas junto a él para poder transmitirle de la mejor manera posible conocimientos elaborados sobre los temas que más le gustan. Es posible que alguna vez hayas preparado un material o una actividad y cuando quieres utilizarlo o ponerla en práctica tu hijo se niegue o no se sienta atraído. Te recomiendo que no insistas y que guardes el material y pospongas la actividad para más adelante, porque los primeros años tu hijo es quien escoge lo que quiere aprender y lo que no. Si no está motivado, será complicado que lo retenga.

Cerca de los 24 meses podemos descubrir claras preferencias. Los temas de mayor éxito entre los pequeños son los animales (razas de perros, de gatos, animales de la selva, de la granja...), los planetas, los dinosaurios, el mapamundi, las partes del cuerpo, las plantas...

Aunque nos puede parecer pequeño para asimilar algunos conceptos, la realidad es que tiene una gran capacidad y, si puede aprender un idioma o varios desde edades tempranas, está preparado para aprender muchas más cosas. El truco está en sumergirlo en contenidos que le interesen.

Cualquier tema es apropiado para alcanzar contenidos elaborados, contenidos que estimulen la mente, el pensamiento, el razonamiento y la resolución de conflictos. En el siguiente ejemplo, hablamos de las plantas, pero podemos encontrar distintas actividades en muchos otros temas atractivos.

4. DESARROLLAR UN CONTENIDO

Descripción

Pongamos por ejemplo que le gustan las flores. Generalmente, nos limitamos a hablar del color, del tamaño y el olor. Pero podemos ir mucho más allá. Podemos hablar del nombre de la flor, de la época del año en que florece (mostrando las cuatro estaciones), de dónde procede (con la ayuda de un mapamundi), etc. También podemos profundizar y hablar de las partes de la flor (pétalos, cáliz, estambres...), haciendo un dibujo doble: uno servirá de base y en el otro dibujaremos las partes para luego recortarlas e ir colocándolas sobre la parte correspondiente del dibujo base. Otra forma de profundizar es jugando con pictogramas que muestren el orden del desarrollo natural de las plantas (semilla + tierra + agua + sol, dan lugar a raíces, y más tarde, a tallo y hojas...). También podemos explicarle el sorprendente proceso de la fotosíntesis... En suma, haremos lo posible por que nuestros pequeños disfruten a través del juego y de actividades relacionados con el mundo de las plantas. Huelga decir que, si tu pequeño se siente atraído por las plantas, no puedes dejar de llevarlo a dar un paseo por el bosque, el campo o por un jardín en el que podrá apreciar todo tipo de flores y plantas.

Edades recomendadas A partir de 24 meses.

¿En qué momento? Incluir en las rutinas de juego.

¿Cuántas veces? Es recomendable ir profundizando con varias actividades a lo largo de la semana.

Duración de la actividad El tiempo que nuestro pequeño esté interesado, pero no excederse de los 15 minutos.

Progresión y consejos

✿ Una vez trabajado el tema principal, podemos ir detectando otros intereses de nuestro pequeño para empezar a jugar con ellos.

✿ Es importante que la información que va adquiriendo sea útil y pueda identificarla en su entorno. Si la información no se utiliza, se olvida.

Materiales Cartulinas, papeles, colores, mapamundi grande...

Áreas estimuladas Estimulación visual, auditiva e intelectual.

5. DESCUBRIENDO EL MUNDO

Descripción

Se trata de ayudar al pequeño a identificar los países a través del juego. Colgaremos en la pared un gran mapamundi imantado de unos 70 centímetros, con piezas de un tamaño adecuado que pueda reconocer bien.

Antes de empezar, identificaremos los 5 continentes, explicaremos lo que es agua y lo que es tierra, las partes más frías del planeta y le acercaremos un hielo para que sienta qué es el frío.

Empezaremos por dos países, se los mostraremos, los nombraremos y los colocaremos en el mapa. Luego lo animaremos a que él solo los ponga en su lugar. Repetiremos la acción tantas veces como sea necesario hasta que de forma autónoma e independiente el pequeño sea capaz de nombrarlos y colocarlos. Nos mantendremos así durante dos sesiones más.

En la sesión número cuatro, añadiremos dos países nuevos y repetiremos el mismo proceso de las sesiones anteriores para ir avanzando día a día incluyendo nuevos países.

Se trata de jugar cada día o cada dos o tres días. Nuestra actitud motivadora y constante es determinante para que el pequeño entienda que es un juego de memoria. Al principio no identificará bien las piezas con países, pero con el tiempo acabará adquiriendo un gran conocimiento de geografía y también será capaz de entender que las personas viven en esos países.

Edades recomendadas 18 meses.

¿En qué momento? Momento de juego.

¿Cuántas veces? Una o dos veces a la semana como mínimo.

Duración de la actividad 5 minutos.

Progresión y consejos

✿ Es muy aconsejable que para conseguir un buen aprendizaje haya una constancia semanal.

✿ Cada niño tiene su ritmo de aprendizaje. Es importante respetarlo al igual que su capacidad de memorización.

Materiales Mapamundi imantado.

Áreas estimuladas Estimulación intelectual, visual, auditiva y coordinación mano-ojo.

La lectura

Soy una apasionada de la lectura infantil, pues es una gran herramienta de aprendizaje que permite acceder a infinitos conocimientos. La lectura es una buenísima manera de potenciar la comunicación y el desarrollo intelectual de los bebés. Aunque suele sorprender, de la misma manera que les hablamos desde los primeros días, también les podemos leer. Es una forma de transmitir cariño y conocimiento.

A través de la lectura permitimos que el pequeño estructure su pensamiento, que active una gimnasia intelectual. Además, sabemos que los libros siguen estando muy presentes en la educación y en la vida académica; por eso, si queremos facilitar el éxito en la enseñanza, es conveniente conseguir que tengan pasión por los libros.

Desgraciadamente, hoy en día las pantallas están muy presentes durante la infancia y es difícil que un libro pueda competir ante un elemento con música, sonido, color, movimiento... y que además varía de un tema a otro en cuestión de segundos sin la intervención del adulto. Pero es importante que el bebé evite las pantallas por lo menos hasta los 2 años. El uso de las pantallas produce un aislamiento que los vuelve apáticos, lentos en sus reacciones, desmotivados a la hora de involucrarse en actividades que requieren pensar, comprender y razonar. Además, el estar enganchados a una pantalla anula su movimiento, se convierten en seres más sedentarios, es decir, con pocas ganas de moverse y relacionarse. En muchas ocasiones, la falta de movimiento provoca sobrepeso y bloquea muchas de las habilidades del desarrollo físico que hemos comentado en capítulos anteriores.

Por eso, debemos hacer un especial esfuerzo por impulsar el juego y desarrollar la pasión por los libros, por disfrutar de espacios de lectura con nuestros pequeños y potenciar el vínculo afectivo. Debemos encontrar un momento en el que nuestro hijo esté motivado y ofrecerle una lectura atractiva en un espacio agradable. ¿Quién se va a negar a estar en el regazo de mamá, con una mantita, un cojín y una buena luz, mientras se lee un libro de un tema que nos interesa? Debe ser un momento apetecible y que llame el interés del pequeño. Introducir la lectura dentro de la rutina de antes de ir a dormir también puede ser una buena forma de que se apasione por los cuentos.

Cuando empieza a gatear es una realidad que es complicado que esté quieto a nuestro lado mientras vamos leyendo, así que podemos dejar que se mueva, que venga y vaya mientras nosotros leemos en voz alta, entonando y preguntando para atraer su atención. Aunque nos parezca que está distraído con otras cosas, siempre está escuchando la voz de los padres. Y nosotros sabemos que, aunque necesita moverse, también necesita saber lo que vamos contando al mismo tiempo.

La familia determina la lectura en casa. No podemos pretender que sea la escuela la única responsable de desarrollar la pasión por los libros. La escuela no hace milagros. Si nos ve disfrutar con la lectura, él pronto disfrutará también y descubrirá la utilidad de los libros para pasar un buen rato y poder acceder a conocimientos e información de su entorno cercano y lejano. Sabemos que la familia que dedica tiempo a la lectura con sus hijos está comprando números para que su hijo sea un buen lector.

El buen lector conoce bien las estructuras lingüísticas escritas y, por tanto, es muy probable que, gracias a las horas de lectura, acabe siendo también mejor escritor. Saber escribir es algo común, pero hacerlo bien es una cualidad cada vez más excepcional. Sin embargo, es una realidad que, en la escuela, saber expresarse bien de forma escrita, saber redactar y escribir, es un plus que facilita el éxito. Cuando un niño se enfrenta a un examen por escrito, si sabe escribir tiene más posibilidades de obtener mejor nota que aquel que tiene dificultades para expresarse sobre el papel.

Vamos a enumerar algunas recomendaciones para conseguir que el niño sea un buen lector en un futuro cercano:

1. TENER MODELOS EN CASA PARA IMITAR. Los padres somos modelos y nuestros niños nos deben ver leer para apasionarse por la lectura.
2. TENER ACCESO A UN BUEN RINCÓN DE LECTURA. Podemos crearlo con la ayuda de unos cojines, una buena iluminación, una mantita y un pequeño estante con los libros más atractivos.
3. EXPOSICIÓN FRECUENTE A LA LECTURA. El niño debe tener experiencias a diario con libros. Deben estar muy presentes en su día a día, en sus rutinas, para que formen parte de su vida.
4. FACILITAR UNA BIBLIOTECA ACCESIBLE. Es importante que el pequeño tenga unos estantes a su altura o una cesta con cuentos a los que pueda acceder siempre que quiera sin la intervención del adulto.
5. REFORZAR LAS BUENAS CONDUCTAS leyendo cuentos, acudiendo a la biblioteca del barrio o comprando algún libro nuevo.

Cualquier método es bueno para enseñar a leer a un niño, pero debe ser atractivo y motivacional. Dedicar tiempo a leer a nuestros pequeños es posiblemente el mejor método para prepararlos para su lectura independiente. Un niño nunca es demasiado mayor para que le lean. Además, cuando lee un adulto que domina la lectura, puede accederse a textos más elaborados y atractivos que los que podría leer un niño de forma autónoma e independiente. Verás que se interesa por lo que lees y por identificar las letras que van apareciendo.

5. LAS LETRAS

Descripción

Se trata de jugar con las letras, con las vocales y, más adelante, con el abecedario completo. Las letras pueden ser de madera u otro material resistente de un tamaño de 5 centímetros o más. Empezamos con las cinco vocales. Las mostramos, las nombramos y dejamos que las manipule. Después de haber jugado durante tres días, si vemos que ya las identifica, podemos añadir nuevas letras. Pronto será capaz de identificarlas todas y así podrás iniciar juegos con las letras, como ordenarlas para dar sentido a los sonidos y montar palabras. De la misma manera puedes jugar con las letras de su nombre: escríbelas en un papel, cada una de ellas por separado, plastifícalas y enséñale a ordenarlas para poder pronunciar e identificar su nombre.

Edades recomendadas 24 meses.

¿En qué momento? Momento de juego.

¿Cuántas veces? Dos o más veces por semana.

Duración de la actividad 5 minutos.

Progresión y consejos

✿ Empezamos con las vocales y vamos ampliando el resto añadiendo una nueva letra cada dos días.

Materiales Letras de 5 centímetros como mínimo.

Áreas estimuladas Estimulación visual, auditiva e intelectual.

6. LIBRO CASERO

Descripción

Se trata de hacer un cuento tamaño DINA4, con fotos de tu hijo, de la familia y de amigos. Es decir, un libro totalmente personalizado, en el que tu hijo sea el protagonista y disfrute de su lectura. Puede tener un argumento o simplemente imágenes de los diferentes miembros de la familia, de sus amigos o su mascota... Otra opción pueden ser fotos del pequeño haciendo diferentes acciones (comiendo, durmiendo, jugando...). Puedes añadir una o dos palabras debajo de cada imagen con un rotulador.

Edades recomendadas 12 meses.

¿En qué momento? Dentro de la rutina diaria. Puede ser antes de ir a dormir.

¿Cuántas veces? Es recomendable leer cada día un cuento y podemos combinarlo este con otros títulos publicados por editoriales.

Duración de la actividad 5 minutos.

Progresión y consejos
✿ Podemos hacer varios cuentos para potenciar la motivación de la lectura.

Materiales Cartulinas, fotos, anillas y rotulador grueso.

Áreas estimuladas Estimulación visual, auditiva e intelectual.

Los audiocuentos también son muy útiles para apasionarse por la narrativa, por la lectura y por los cuentos. Mientras vamos en el coche o antes de acostarse suelen ser buenos momentos para escuchar un audiocuento.

Los primeros libros que ofrezcas a tu pequeño deben resultarle especialmente atractivos y manipulables. Puedes buscar libros para trabajar las texturas o libros de plástico para disfrutar en el baño. También suelen tener éxito los libros con sonidos y música. Otros libros pueden ser para aprender nuevo vocabulario y, conforme van creciendo, podemos ir introduciendo cuentos con mayor contenido, con historias interesantes, con mensajes o que conduzcan a la reflexión; también podemos proporcionarle libros para trabajar experiencias del día a día que ayudan a resolver los conflictos de tu pequeño.

Con independencia del libro que vayas a leer con tu pequeño, recuerda que siempre debes acabar antes de que te lo pida y no intentes alargar la sesión de lectura, porque podrías hacer que la aborreciese. Conseguir que tu pequeño se apasione por la lectura supone recorrer juntos un largo camino.

6
ESTIMULACIÓN
DEL LENGUAJE

La comunicación con el bebé empieza desde el primer día, mucho antes de que pueda manifestar su lenguaje. Muy pronto entiende que sus quejas, su llanto, su sonrisa... son una forma de comunicarse con el cuidador.

Nuestra interacción con él, nuestras palabras, caricias, juegos... van estimulando su aprendizaje y potenciando su vocabulario. Cuanto antes empecemos a hablar a nuestro pequeño, antes nos entenderá. El bebé está deseoso de escuchar la voz de sus cuidadores, de aprender y conocer todo lo que lo rodea.

Muchas veces, los padres primerizos tienen dudas de cuánto y cómo hablar al recién nacido, y no es hasta que empieza a interactuar de forma más evidente cuando nos animamos a hablarles más. En alguna ocasión los padres me preguntan cuándo pueden empezar a hablar con el bebé, dado que no es tan evidente que tengamos que hablarles si pensamos que no nos entienden. Sin embargo, al hablarle reciben muestras de cariño y afecto, se sienten parte de la relación más íntima con sus cuidadores y, pronto, irán entendiendo nuestros mensajes de una manera más clara y concreta. Que el bebé no hable no quiere decir que no entienda; de hecho, entiende muchas cosas desde los primeros días.

En cuanto al lenguaje oral, es una realidad que cada bebé tiene su ritmo. Y podemos apreciar grandes diferencias entre niños. Con todo, no debemos preocuparnos, pero sí ir supervisando que alcanza cada una de las etapas propias del desarrollo del lenguaje infantil.

La capacidad de cada niño y la estimulación que recibe son determinantes en el desarrollo de su lenguaje. Ahora bien, incluso ofreciendo un mismo ambiente de estímulos lingüísticos, es muy posible que cada niño se desarrolle a su propio ritmo. Lo que realmente importa es que vaya avanzando y que su comprensión sea buena.

Como signos de alarma citaremos los siguientes: si a los 6 meses el bebé no emite ningún tipo de sonido con vocales ni balbucea o si a los 15 meses no dice ninguna palabra. En ambos casos consultaremos al pediatra.

Dicho esto, debemos saber que, de forma natural, el adulto estimula continuamente el lenguaje del pequeño. Aun así, veamos algunos trucos efectivos para potenciar el buen desarrollo de la comunicación del bebé desde edades muy tempranas.

1. A hablar se aprende hablando, escuchando y emitiendo sonidos que pronto se convertirán en palabras y frases. Para eso, hay que utilizar con el bebé un vocabulario sencillo, claro y cercano.

    Hace un tiempo, llegó al consultorio una madre con su bebé de 4 meses para hacerme una consulta sobre el desarrollo físico de su pequeña. Al acabar la sesión quiso aclarar una duda y me preguntó si era posible que su hija la entendiera cuando le hablaba. Yo enseguida quise explicarle la gran capacidad que tienen los pequeños para aprender una lengua y la poca confianza que solemos tener los adultos en esa capacidad antes de que empiecen a hablar. La mamá me contó que cada vez que decía la palabra «pecho», su niña se ponía nerviosa, como si entendiera que iba a comer. Y no paraba de quejarse hasta que la alimentaba. En aquel momento hizo la prueba, y la niña se empezó a quejar buscando el pecho de la madre, y solo la consiguió calmar en el momento en que la amamantó.

Esta experiencia me confirmó una vez más que los bebés son capaces de entendernos mucho antes de lo que nos imaginamos.

2. Describir oralmente y de forma sencilla lo que vamos haciendo con él, lo que favorece la comunicación en los distintos momentos del día.

3. Utilizar frases con mucho énfasis y expresión. Jugar con expresiones faciales como la risa, el susto, el llanto, la sorpresa, etc.

4. Reforzar positivamente cuando el bebé emite sonidos, balbuceos o palabras, aunque sean imperfectas. La práctica lo llevará al éxito.

5. Fortalecer los órganos de la fonación con algunos movimientos del día a día. Animar al niño a través del juego o de la alimentación a la succión, deglución, masticación, absorción y el soplo. Jugar a identificar los diferentes elementos que componen el órgano de fonación y hacer movimientos con la boca, la lengua... También es útil soplar, fruncir los labios, dar besitos... En www.carmen-romero.com puedes descargarte el documento de La Boca Loca. Se trata de unas láminas con el personaje Bilulu que facilitarán el juego y la imitación de movimientos que refuerzan el lenguaje.

6. Usar palabras cortas de una o dos sílabas que sean útiles en su día a día («ven», «dame», «toma», «ten»,

«aquí», etc.). Las frases también deben ser cortas y claras con tal de facilitar su comprensión.

7. Cantarle canciones infantiles que rimen y tengan un estribillo pegadizo, fácil de repetir. Además, si van acompañadas de gestos suelen ser un muy buen recurso para potenciar el lenguaje y la memoria.

8. Leerle cuentos con vocabulario y conocimiento nuevo.

9. Hacer preguntas sencillas que se respondan con un «sí» o un «no».

10. Ser paciente con los tiempos del flujo de la conversación. Comunicarse adecuadamente con un bebé significa saber respetar sus tiempos. Para el pequeño es algo nuevo y necesita el tiempo y la paciencia del cuidador. A veces sus respuestas tardan algo más de lo que nosotros estamos acostumbrados, pero eso es normal.

11. Evitar corregir mientras está hablando, ya que rompe el mensaje, lo que suele desmotivarlo para continuar.

12. Animarlo a que hable y que pida lo que desea. Verás que, poco a poco, lo irá haciendo de forma espontánea.

13. Seguir las pautas del profesional que te guíe en la alimentación; el pan y la fruta sólida puede servir como ejercicio previo a la masticación y para ir ejercitando los músculos.

14. Fomentar las experiencias en distintos entornos sociales para animar al pequeño a expresarse.

15. El ejercicio físico continuado es muy beneficioso para potenciar la respiración y la salivación adecuada (gateo, arrastre, caminar, actividad acuática...).

16. Potenciar ejercicios vestibulares y propioceptivos. El control postural del niño y la concienciación de su esquema corporal son conceptos importantes en este proceso.

17. Supervisar los oídos. Es muy recomendable descartar cualquier tipo de complicación auditiva que pueda interferir en el desarrollo de su lenguaje.

En consulta me he encontrado varias veces que niños con tendencia a los resfriados y mocos suelen mejorar su lenguaje enormemente en el momento en que se controlan los tapones de mucosidad en los oídos. En efecto, algo tan sencillo les supone un gran avance a la hora de expresarse y en las relaciones sociales.

7
LA
ALIMENTACIÓN

La alimentación es una de las necesidades fisiológicas básicas para el desarrollo del niño. Por todos es sabido que un bebé debe estar, como suele decirse, «bien alimentado», pero no siempre es sencillo lograrlo. Se trata de una idea demasiado amplia. La cuestión es conseguir un equilibrio en el que favorezcamos el desarrollo de nuestro pequeño y, a la vez, intentar ser flexibles sin grandes exigencias.

Para lograr que el bebé se alimente bien debemos ser muy respetuosos y constantes. Es un largo proceso y, como tal, es muy común encontrarnos con dificultades. Aprender a comer no es algo que se haga de la noche a la mañana. Y aunque hay niños que nacen con predisposición a comer con facilidad, ello no garantiza que no encontremos ciertas resistencias en un futuro.

Alcanzar unos buenos hábitos alimentarios supone años de intervención hasta conseguir un equilibrio. Los niños necesitan comer productos variados y saludables. No podemos pretender que les guste todo, pero sí deben ser capaces de tener una dieta variada y equilibrada.

Mientras alimentamos a los niños, más allá de la lactancia, debemos tener claro cuáles son nuestros objetivos y qué otros beneficios tiene este proceso de aprendizaje, además de la nutrición en sí.

¿Qué supone una buena alimentación?

Una buena alimentación no solo potencia el bienestar físico, sino que, además, tiene efectos directos relacionados con aspectos psicológicos del desarrollo:

1. Estar abierto a comer variado predispone a la persona a una mejor relación con el entorno. Invita a desarrollar la autonomía y la autoestima del pequeño.

2. La alimentación condiciona rutinas, horarios, dinámicas familiares y relaciones sociales, mucho más de lo que podemos imaginar. Cada familia, cada país, cada cultura... tiene sus propias tradiciones relacionadas con la alimentación. Y todas ellas influyen en el desarrollo del niño.

3. Alimentar es, al mismo tiempo, educar. Es un aspecto de gran importancia en la crianza de los niños.

4. Alimentar es también estimular. Por medio de la alimentación disfrutamos de experiencias sensoriales y desarrollamos el gusto, el olfato, la vista, el oído y el tacto.

5. La alimentación permite fomentar la habilidad manual y la coordinación ojo-mano-boca.

6. Las diferentes texturas y sabores facilitan el descubrimiento de partes de la boca, y tanto la masticación como la ingesta ayudan al pequeño a desarrollar habilidades para el lenguaje.

7. Con las comidas nos encontramos con un escenario muy rico en conocimiento. Por un lado, los ingredientes: de dónde vienen, cómo se llaman, cómo se producen, por qué son necesarios, qué nos aportan... Por otro, las recetas: cómo se elaboran, qué ingredientes se utilizan, de dónde provienen... Y a partir de aquí, se abre un gran abanico de posibilidades para enseñar otros conocimientos que potencian el desarrollo cognitivo del niño.

El niño no come

La alimentación es un tema que debemos aprender a gestionar para así ofrecer lo mejor a los pequeños. En la teoría, alimentar a los niños con alimentos sanos y frescos tendría que ser algo sencillo, pero no siempre es así. Su paladar está iniciándose y tiene sus propias preferencias. Para eso, vamos a facilitar que tengan buenas experiencias con la comida y se sientan acompañados.

Cuando un niño no come bien o no come lo suficiente, suele crear malestar en los padres. Sabemos que la alimentación forma parte de las necesidades de supervivencia y por eso nos sentimos responsables de cubrir esta necesidad sea como sea. Los padres solemos pensar que es mejor que coma lo que quiera antes que dejarlo sin comer nada. Pero es evidente que, si dejamos al pequeño al mando, es complicado obtener resultados adecuados. Ellos saben muy bien lo que les apetece y lo que les gusta, pero no son capaces de priorizar lo que realmente les conviene. Si queremos avanzar y conseguir que coman mejor, no podemos acceder de forma inmediata a sus deseos. La educación supone ciertos conflictos que, gestionados con respeto, suelen llevarnos al éxito.

En el momento en que empezamos a notar que hay ciertas resistencias, debemos descartar cualquier tipo de intolerancia o hipersensibilidad. Sabiendo que todo está bien, con tal de evitar problemas mayores, debemos plantearnos pequeños trucos que nos faciliten implantar buenos hábitos. Nuestra intervención desde edades tempranas es definitiva.

Hace ya muchos años coincidí con una familia en la que la hija, Rosa, de 6 años, se alimentaba de pan, leche y helado de chocolate. Para la logística familiar era complicado porque ella no quería comer nunca en la escuela. Su madre tenía que recogerla para comer en casa y luego llevarla de vuelta al colegio. Para Rosa tampoco era la opción ideal, pues se perdía el rato de recreo con sus compañeros. Sin embargo, para ella quedarse en la escuela a comer era peor. Poco a poco, este pequeno problema empezó a hacerse mayor. Su vida iba limitándose. La niña comenzaba a sentir ciertas inseguridades y siempre tenía prisa por llegar a su casa. Cuando comía en casa de los abuelos u otros familiares, solían generarse discusiones entre los adultos. Incluso cuando iba a jugar a casa de alguna amiga, había conflictos, de modo que las familias preferían que no se quedara a la hora de comer para evitarlos. Socialmente fue aislándose. ¿Quién iba a pensar que la alimentación iba a influir tanto en su día a día? Los padres se sentían incapaces de hacer cambios y, a pesar de que durante mucho tiempo pensaban que al hacerse mayor iría mejorando, se dieron cuenta de que ya tenían encima el problema. Al cabo de un tiempo, Rosa empezó a sufrir estrés y tuvieron que recurrir a un profesional que los ayudara a gestionar sus emociones y a hacer cambios en sus hábitos. La historia acaba bien: Rosa consiguió adaptarse; sin embargo, una intervención temprana hubiese ahorrado mucho sufrimiento.

Así pues, como comentaba antes, es sumamente importante saber que la parte educativa es fundamental en todas las áreas del desarrollo del niño. Como padres, debemos tener empatía y conexión emocional, y, al mismo tiempo, es conveniente saber enfrentarse con respeto a ciertos conflictos, alimentarios o de cualquier otra índole, que puedan tener consecuencias de dimensiones mayores.

Consejos

Con el objeto de facilitar la alimentación, el desarrollo y la educación del niño, vamos a ver algunas pautas que resultan muy útiles para tener éxito en esta área.

Buen ambiente

El ambiente en el que alimentamos a los niños es definitivo. Comer en un lugar adecuado, limpio y tranquilo predispone para tener una mejor experiencia. Es especialmente importante durante los primeros años, porque la alimentación en sí ya requiere mucho del pequeño, y debemos acompañarlo para que pueda comer disfrutando al máximo de los alimentos y la compañía.

Así pues, le daremos de comer sentado en su trona, en la cocina o en el comedor, evitando el exceso de ruidos y controlando las temperaturas. Además, debemos estar preparados para que pueda experimentar y tener claro que, si ensucia, no es un problema.

A pesar de que el bebé cuando se alimenta de leche (materna o de fórmula) está en el regazo del cuidador, cuando hablamos de alimentación complementaria es necesario que esté sentado, de forma autónoma, con posibilidad de poder tocar, oler y experimentar lo que se va a comer. Además, es imprescindible que lo haga en un ambiente donde se le permita hacer la ingesta en compañía y tranquilidad.

Recuerdo un caso de una niña de 2 años con muchas dificultades con la comida. Los padres insistían y eran capaces de hacer cualquier cosa para que su niña comiera. Esta familia no vino a consulta, pero los observaba porque vivíamos en la misma zona. La madre se llevaba la comida al parque esperando que allí su hija comiera mejor. La realidad era que la niña iba correteando por todo el parque y la madre detrás de ella, cuchara en mano. A veces llegaba a la boca de la niña, pero muchas otras no: la comida se perdía por el camino. Sus comidas se alargaban eternamente y se percibía que tanto la madre como la niña detestaban esa situación.

Es mucho más efectivo comer en un lugar apropiado, sentados y centrados en lo que se está haciendo. Las comidas son importantes y debemos darles el protagonismo que se merecen.

Descanso previo

Cuando el niño está muy cansado o demasiado excitado por lo que ha estado haciendo, es complicado que la comida vaya bien. Así que es muy recomendable crear un paréntesis de tranquilidad, previo a la ingesta, para que se regule y pueda concentrar su atención en la comida.

Evitar distracciones

Los peques, igual que los adultos, tienen su propio ritmo a la hora de comer. Cuando un niño come a un buen ritmo, transmite una buena predisposición hacia la comida y hace que los adultos nos preocupemos poco y nos alegremos de ver que, en un ratito, ya está alimentado.

El problema viene cuando el niño come excesivamente despacio, cuando se distrae con facilidad. Ante estas situaciones es importante retirar todos aquellos objetos que puedan distraerlo y que prolonguen en exceso el momento de la comida. Se trata de animarlo para poder hacer luego otras actividades.

Ser ejemplo

Los padres y cuidadores somos un referente para los pequeños. Ellos aprenden a través de la imitación. Son grandes observadores y nosotros, su modelo. Si realmente queremos que coman sano, debemos evitar a toda costa hacer lo contrario. Tenemos que ser coherentes para conseguir que confíen en nuestro criterio. No podemos pretender que el niño meriende una fruta mientras nosotros nos comemos un paquete de galletas industriales.

Comer en familia

La alimentación siempre suele ir acompañada de una rutina familiar o social. Los niños necesitan nuestra compañía para normalizar e integrar nuevos hábitos. Cuando los niños nos ven comer, se animan a hacer lo mismo. Además, ¿qué mejor compañía que la familia a la hora de comer?

Dejar que coman de nuestro plato

Compartir y disfrutar juntos de la experiencia también facilita el éxito. Aunque cada uno debe tener su propio plato, en muchas ocasiones los niños se sienten más atraídos por lo que come el adulto que por lo que tienen en su plato, incluso siendo el mismo menú. Verás que, si dejas que el bebé coma de tu plato, se anima a probar nuevos alimentos con mayor facilidad.

Hablar y divertirse

El momento de las comidas debe ser una experiencia positiva y agradable. Hay que evitar que se convierta en una rutina pesada y conflictiva. Sin querer, cuando un niño es poco comedor, los padres quieren ver que se alimenta y los nervios pueden llevar a decir cosas como: «Calla y come» o «Hasta que no acabes no quiero que hables»...

Además de irrespetuosas, este tipo de intervenciones tensan el ambiente y dificultan que el niño disfrute de la alimentación. Tal como hemos comentado con anterioridad, el ambiente tranquilo facilita la alimentación y la experiencia positiva nos llevará al éxito. Hablarles, explicarles historias y pasar un buen rato hará que deseen que lleguen las horas de las comidas.

Composición del plato

Para conseguir una dieta equilibrada, los expertos en nutrición recomiendan un plato variado con 50 por ciento de verduras, 25 por ciento de hidratos de carbono y 25 por ciento de proteína animal o vegetal.

Esta propuesta nos facilita mucho los menús y la posibilidad de ofrecer variedad y calidad. Teniendo en cuenta esta base, es fácil ir combinando y haciendo comidas deliciosas.

El pequeño puede disfrutar, en un solo plato, de diferentes ingredientes que componen un menú saludable y completo. Presentar de una vez el menú en un solo plato ayuda a que el niño se prepare para la ingesta y evita incertidumbres o sorpresas.

Cantidades controladas

Si quieres tener éxito, ofrece siempre raciones pequeñas. Las raciones excesivas suelen ser desmotivadoras. Es preferible que el niño quiera repetir a que le aburra lo que tiene delante.

Ver un plato rebosante de comida, por muy bueno que sea, puede llegar a bloquear las ganas de comer. Es preferible optar por varias raciones pequeñas en lugar de una grande. Debemos ser respetuosos con sus raciones y ofrecer la posibilidad de repetir si así lo desean.

Ofrecer opciones limitadas

Es muy común que los pequeños quieran elegir. Necesitan sentirse autónomos e independientes. Sin embargo, siempre debemos limitar las posibilidades de escoger. Es decir, podemos darle dos opciones de postre para elegir o si vamos a comer huevo, podemos ofrecer huevos revueltos o tortilla. Pero siempre nos limitaremos a lo que hemos ofrecido.

Es importante no abrir en exceso el abanico de opciones, pues lo que suele ocurrir es que ni ellos mismos saben lo que quieren. Es mucho más fácil decidir cuando te dan opciones limitadas que cuando te dejan las opciones abiertas. Esto es, si un día me encontrara la lámpara mágica de Aladín y el genio me ofreciera elegir lo que más deseo en el mundo, creo que enloquecería. Hay demasiadas cosas que me gustan y posiblemente, al optar por una, seguiría dudando si mi elección ha sido la más correcta. Sin embargo, si me ofreciera una casa en la playa o un avión privado, tengo clarísimo lo que pediría.

Saber que tengo dos opciones me facilita enormemente la elección. Y así ocurre también con las comidas de los pequeños. Es bueno poder elegir, pero si no queremos crear inseguridades, siempre hemos de limitar las ofertas.

No hay plan B

Nos podemos encontrar en situaciones en las que el pequeño no quiera comer lo que le ofrecemos. Ante una negativa al menú que hemos preparado, no es conveniente ofrecer otro que le pueda apetecer más.

Teniendo en cuenta que en su plato habrá alimentos variados, podemos sugerir que tome parte de lo que le hemos preparado, pero no le ofreceremos alimentos fuera de la propuesta inicial. Es importante que se acostumbre a comer lo que se ha preparado y no dejar abierta la puerta a otras opciones, ya que suele traer problemas mayores. Es muy típico que acaben pidiendo siempre lo mismo y que sus alternativas se reduzcan a dos o tres alimentos.

Saber que hay posibilidad de plan B significa que no vale la pena esforzarse con el plan A. Si sabemos que podemos cambiar lo que nos presentan por algo que nos agrada más, ¿para qué intentarlo?

Sin prisa, pero sin pausa

Saber cuál es la duración adecuada de las comidas no siempre es fácil. Una duración apropiada sería entre 20 y 40 minutos. Meter prisa a la hora de comer suele acarrear malas consecuencias, e, igualmente, alargar demasiado el tiempo para conseguir que coman más hace que la experiencia sea pesada y aburrida.

Al dar por acabada la comida, aunque todavía quede algo en el plato, lo retiramos y a otra cosa, mariposa. Es decir, no volvemos a sentarnos a comer hasta la siguiente comida.

En consulta me encuentro muchas veces a familias agotadas por el tema de la alimentación. Acaban dedicando mucho tiempo y esfuerzo a los menús y a la alimentación de su hijo. Las comidas se eternizan y presionan para que el niño coma, pero pasan los días sin ninguna mejora. Es una realidad que alargar las comidas o insistir intermitentemente a lo largo del día no conduce al éxito.

No dejar al niño solo mientras come

Durante las comidas siempre suele haber un cuidador que acompaña y supervisa al pequeño. Y así debe ser. Si no, desgraciadamente, podemos encontrarnos con situaciones muy desagradables. No solo podemos evitar atragantamientos o controlar reacciones alérgicas, sino que, además, las comidas son momentos para hablar y compartir, en los que se crean nuevos hábitos, por lo que nuestra intervención es determinante.

El mismo menú para todos

Vamos a ser prácticos. Tenemos poco tiempo para cocinar, pero queremos ofrecer menús de calidad. El niño debe estar «bien alimentado» y sabemos que los pequeños aprenden a través de la imitación, así que el hecho de comer todos lo mismo favorecerá el aprendizaje. Además, como veíamos antes, generalmente tienden a querer lo que nosotros estamos comiendo. Por eso, un único menú para todos es lo ideal.

Obviamente, el menú del adulto puede tener más condimentos o una preparación más elaborada, pero la base de los alimentos ha de ser la misma.

Variar de ingredientes

Los menús deben ser atractivos y variados. Hacer siempre la misma comida que sabemos que les gusta limita la exposición a nuevos sabores y texturas. Introducir alimentos nuevos de forma progresiva, con diferentes presentaciones, significa dar oportunidades a nuevas experiencias para su paladar. En muchas ocasiones, al ofrecer variedad nos sorprende lo que son capaces de comer. Ingredientes que pensábamos que no querrían ni probar pueden llegar a ser sus favoritos. Solo por eso vale la pena ir probando.

Mi hija, cuando tenía 3 años, me cogió del plato un trozo de jengibre confitado. Yo pensé que lo quería para jugar, sin embargo, en el momento menos esperado se lo acercó a la boca y, al ver que su padre lo hacía, ella empezó a chuparlo. Mi sorpresa fue ver cómo llegó a disfrutarlo. Nunca hubiese pensado que un sabor tan fuerte le gustaría tanto.

Estética en los platos

Una imagen vale más que mil palabras y ¡qué importante es presentar el plato de forma atractiva! La comida entra también por los ojos. Los colores, las texturas y la presentación en el plato son definitivos para que nuestras recetas triunfen.

En cualquier restaurante cuidan la estética de cara a la clientela y ¿qué mejor cliente que los propios niños? Hay que dejar volar la imaginación. Seguro que puedes hacer unas presentaciones maravillosas.

Y si te animas a algo más sofisticado, te sugiero algunas ideas: puedes hacer un volcán de verdura hervida y chafada con tenedor, poniendo salsa de tomate en el cráter, o hacer una composición de una cara con trozos de fruta, que también suele dar muy buen resultado.

La compra y la despensa

Disponer de buenos productos en casa es la clave de una buena alimentación. Es recomendable evitar guardar en la nevera y en el armario aquellos productos que sabemos que, a pesar de tener un buen sabor, no son lo mejor para los pequeños ni para nosotros. Para no caer en la tentación, vale más no tenerlos cerca.

La buena alimentación familiar empieza por una buena compra. Esto no quiere decir que haya ocasiones en que nos permitamos algún capricho, pero si queremos comerlo de forma puntual, mejor no añadirlo a la lista de la compra semanal.

Hacerlo partícipe

El niño puede participar en la creación de los menús desde edades muy tempranas. Por ejemplo, puede colaborar en la selección de productos de la compra, lo que lo llevará a ampliar muchos conocimientos. Además, también puede participar en la elaboración con pequeños gestos. Poco a poco, irá siendo más protagonista y verás que la relación con la comida será positiva.

Descubrir nuevos productos durante la compra, saber que lo que está comiendo ha sido, en parte, elección suya y ser su propio cocinero, aunque sea en tareas muy sencillas, hace de la alimentación una actividad muy enriquecedora.

No dejar de ofrecer al niño los alimentos que no le gustan

Suele ocurrir que hay alimentos que pueden ser rechazados en un momento dado, pero eso no significa que lo vayan a ser siempre. Hay alimentos que en épocas les apasionan, hay otros que dejan de gustarles, otros que nunca les han gustado... Pero cabe recordar que el paladar puede ir educándose.

No desistas de seguir ofreciendo, aunque sea en poca cantidad, el alimento que rechaza. En un momento determinado, puede haber un cambio, su paladar se amplía y lo que un día no le gustaba, puede empezar a gustarle. Eso solo ocurre si seguimos ofreciéndoselo. De no ser así, los ingredientes se evitan y caen en el olvido.

Una buena opción es intentar ser creativos y cocinar los ingredientes de distintas maneras... Seguro que encuentras una que tolerará mejor que otras.

Una vez vino a comer un amigo de uno de mis hijos de 5 años. Tuvimos una comida muy agradable y él disfrutó del menú como cualquier otro. Ese día habíamos preparado lentejas. Cuando lo vinieron a buscar, la mamá me preguntó si había comido bien. Al saber que había comido lentejas no daba crédito. El niño le dijo a su madre que ahora ya le gustaban las lentejas, pero que no lo sabía porque hacía mucho que no las había probado. El hecho de estar en casa ajena y no querer hacerme un desprecio lo llevó a probarlas y descubrir que esas legumbres sí eran de su agrado.

Si dejamos de ofrecer al niño todos los alimentos que no le gustan, corremos el riesgo de reducir en exceso sus menús. Y aunque es normal que haya alimentos preferidos, es importante intentar limitar el número de ingredientes rechazados.

Independencia y autonomía

La comida siempre ha sido un acto familiar y social, un momento en que se disfruta, lo que no significa que se olviden ciertas normas de educación.

Sin embargo, es importante tener claro las prioridades en cada etapa. Hablar de modales en la mesa para un bebé no tiene mucho sentido. Debemos conseguir que se sientan autónomos e independientes para ir desarrollando habilidades en esta área. Mientras, podemos dejar a su alcance los cubiertos, pero sin esperar grandes avances.

A medida que vayan siendo más autónomos, y que se sientan cómodos, veremos que empiezan a hacer uso de los cubiertos igual que lo hacemos nosotros. Ellos nos observan y aprenden por imitación. No tengas prisa por querer que tu pequeño sea supereducado en la mesa.

Libertad de experimentación

Para que los niños empiecen a tener autonomía en la mesa, es muy conveniente dejar que experimenten. Debemos preparar su espacio sabiendo que se mancharán y que posiblemente ensuciarán mucho más que si somos nosotros quienes los alimentamos, pero vale la pena dejar que toquen, esparzan, mezclen, intenten coger los alimentos y se los lleven a la boca.

Al permitir que experimenten, desarrollan la psicomotricidad fina, la coordinación mano-boca y viven una experiencia táctil. Para desarrollarse completamente, hay que dar oportunidades, y el momento de las comidas es una maravilla.

Evitar castigos o premios

Debemos evitar cualquier tipo de dinámica que condicione la alimentación. No se trata de convencerlo, amenazarlo con castigos o comprarlo con premios. Se trata de conseguir que, de manera natural, vaya disfrutando de la comida y desarrolle las habilidades necesarias para conseguir una alimentación sana y variada.

En ocasiones puede ocurrírsenos dejar para merendar lo que no se han comido, o proponer el plato o postre favorito si se lo come todo. Es mejor evitar cualquiera de estas estrategias si queremos ser respetuosos y coherentes con el pequeño.

Evitar pantallas

Es una realidad que las pantallas mantienen a los niños quietos y facilitan la ingesta de alimentos. No obstante, interesa que sean conscientes de lo que comen y capaces de percibir el estado de saciedad.

Con las pantallas, los niños suelen abrir la boca y tragar, pero son poco participativos. Dejan la experiencia con la alimentación de lado para dejarse absorber por las pantallas.

Evitar picar entre horas

Es fácil ir picando entre horas. Solemos tener a nuestro alcance una gran variedad de snacks que van saciando nuestra sensación de hambre a lo largo del día. Sin darnos cuenta podemos estar tomando pequeños bocados —como si de un bufet se tratara— y así es difícil sentarse en la mesa con hambre.

Es importante evitar que nuestro sistema digestivo esté continuamente en funcionamiento. Debemos respetar las horas de la comida, dejando alrededor de tres horas entre cada ingesta. De esta manera conseguiremos que el niño se sienta con interés por probar y que disfrute de la comida.

No obligar a comer

Obligar a comer no funciona. Ejercer presión sobre el pequeño hará que deteste las comidas y, posiblemente, dificultará futuras experiencias. Muchos padres dedican una hora o incluso más tiempo a conseguir que su hijo coma. El niño desmotivado no comerá más por tenerlo sentado más rato.

Si un niño no tiene hambre, debemos respetarlo. A los adultos también suele ocurrirnos: no siempre tenemos el mismo apetito. Puede ocurrir que no se encuentre bien, que tenga mucho calor, que haya comido algo antes de la comida...

Sin embargo, si esto se repite muy a menudo, nos puede preocupar. Así que, si el niño no suele comer, revisaremos los puntos que hemos ido comentando y, si es necesario, consultaremos a un profesional.

Una vez al año no hace daño (ni dos o tres)

Lo ideal es comer siempre productos saludables, pero hay veces que vale la pena permitirse un capricho. Nos encontramos con situaciones donde la alimentación sana brilla por su ausencia. Un ejemplo claro son las fiestas infantiles. Pero privarlos de comer y beber en ellas es un error. La alimentación también es un acto social del que debemos disfrutar. Sabemos que no va a haber fiestas todos los días y podemos permitirnos el lujo de hacer una excepción. Los niños no deben vivir la alimentación como un conjunto de continuas prohibiciones.

Recuerdo que una vez, en el colegio de mis hijos, repartían chocolate a la taza y galletas de mantequilla. Algunas madres participamos como voluntarias en el evento. Se trataba de un día muy especial y para evitar la bollería industrial una madre se ofreció a hacer las galletas en su casa para todos los niños. Aun así, cuando estaba repartiendo las galletas, que tenían una pinta irresistible, un niño me dijo que él no comería porque su madre no le dejaba. Sacó su botella de agua mientras los demás se bebían su chocolate y se comían su galleta. El niño se diferenció del resto de los compañeros, que disfrutaban de lo lindo de la celebración, y dejó de formar parte del grupo. Ciertamente, los alimentos no eran los más adecuados, pero hay que poner en la balanza si hacer una excepción puede valer la pena. Para aquel niño la situación era a todas luces incómoda.

Por eso hay que tener presente que es necesario poder hacer excepciones en nuestros menús y disfrutar de los eventos sociales, aunque ello suponga consumir alimentos que no forman parte de nuestra dieta diaria.

Importancia en su justa medida

La alimentación y las comidas de los pequeños son muy importantes, pero debemos evitar que tomen demasiado protagonismo en nuestra relación con ellos. No podemos permitir que sean fuente de conflicto o que condicionen nuestras vidas. Debemos poder disfrutar de forma armónica y educativa dándoles la importancia que tienen. Ni más, ni menos.

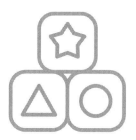

8
EL SUEÑO
DEL BEBÉ

El sueño suele verse grandemente afectado en los primeros tiempos de la crianza. Llegar a compaginar de forma armoniosa el ritmo del bebé y el del cuidador durante los primeros meses requiere un gran esfuerzo. La lactancia, el posparto, la falta de horas de sueño, la organización en el hogar, las nuevas rutinas, la inexperiencia... pueden llevarnos con facilidad a un periodo algo caótico.

Sin embargo, la buena noticia es que la dificultad surge especialmente durante los primeros meses. Poco a poco, todo va poniéndose en su sitio y tanto el bebé como nosotros mismos vamos adaptándonos a la nueva vida. Para ello, es conveniente instaurar unos buenos hábitos de higiene del sueño.

La importancia del sueño

El bebé recién nacido come y duerme mucho. Cuando tienes a tu primer bebé, puede incluso parecerte un poco aburrido criar al recién nacido, ya que come y duerme todo el día. Pero eso es exactamente lo que de verdad necesita.

Si bien es cierto que no todos los niños consiguen dormir igual y que algunos son más dormilones que otros, también lo es que nuestra intervención puede ayudar a que vayan cumpliendo sus horas de sueño diurno y nocturno.

El mundo es muy estimulante y novedoso. Todo es nuevo, todo es atractivo y todo está por descubrir. El cerebro está trabajando a toda máquina para ir asimilando la información que recibe. En ocasiones, me vienen familias para hacerme alguna consulta sobre el sueño de su pequeño. Suele haber mucha preocupación cuando no duermen ni de día ni de noche. Y es verdad que es algo que debe reconducirse porque, si bien el sueño es algo vital para cualquier persona, para los niños todavía lo es más. Recuerda que el niño está en pleno desarrollo y crecimiento. Su cerebro y su cuerpo necesitan descansar.

Cuando los niños tienen cerca de 2 años, en consulta suelo hacer la comparativa con los coches. Dormir nos da energía. Nosotros, al igual que estos, no podemos estar permanentemente en circulación: necesitamos parar y cargar el depósito para volver a ponernos en marcha. Pero, además, nosotros consumimos más que los coches porque, además de circular/correr, somos capaces de hacer muchas más cosas. Por eso, debemos realizar varias paradas: una breve durante el día y una larga por la noche.

En torno al sueño del bebé hay diferentes enfoques profesionales, por lo que debes encontrar el que se adapte más a tu forma de criar. Generalmente, los bebés, durante los primeros meses, necesitan muchos cuidados del adulto y eso suele interferir en la hora de dormir. El sueño del bebé varía mucho en cada niño y en cada familia. Los cuidadores actuamos para atender al niño, cuidarlo y darle todo nuestro cariño. Nuestro pequeño es un gran observador y va aprendiendo a través de nuestras interacciones para atenderlo y cuidarlo. Por eso, nuestra intervención es determinante para que el bebé duerma bien.

Vamos a hablar del sueño del bebé desde una perspectiva respetuosa y educativa al mismo tiempo. Esto ayudará a ir introduciendo unos hábitos saludables y conseguir que, poco a poco, vaya regulándose para pasar unas buenas noches.

Como decíamos, cada bebé es un mundo, al igual que la familia en la que crece. No podemos hablar de pautas concretas, pero sí de aspectos generales que son de gran ayuda para entender el sueño.

No siempre es fácil que el recién nacido duerma bien o incluso puede ser más difícil cuando ya tiene varios meses. De hecho, en muchas ocasiones, los meses pasan y las noches cada vez van peor. En consecuencia, los padres no consiguen dormir y la falta de sueño reparador acaba provocando estrés, cansancio e irritabilidad en el núcleo familiar. Los primeros meses es inevitable dormir poco y a trompicones, pero a partir de los seis meses puede conseguirse mejorar las noches.

Me encuentro en ocasiones que las familias se han entregado tanto al sueño del niño que llevan años sin dormir bien. Nosotros, como padres, también debemos cuidarnos y respetarnos. Y aunque al principio el sueño de nuestro pequeño es inmaduro y con un ritmo que no nos permite descansar, al cabo de un tiempo deberíamos poder hacerlo. Vamos a ver qué podemos hacer para conseguirlo.

Hábitos de higiene del sueño

Los hábitos de higiene del sueño son todos aquellos hábitos que ayudan a que tu bebé se duerma con mayor facilidad y consiga un sueño reparador, de calidad. Estos hábitos engloban aspectos como el entorno, los horarios, las rutinas y otros detalles que ayudan a fomentarlo. A continuación, vamos a detenernos en cada uno de ellos.

Entorno ideal para dormir

Para los bebés es vital tener un entorno seguro a la hora de dormir, tanto a la hora de la siesta como por la noche. Según el país donde vivas, las recomendaciones pueden ser diferentes e incluso en algunos casos pueden ser contradictorias. Sin embargo, ten en cuenta que la simplicidad siempre es la clave.

Los primeros meses el bebé suele dormir en la habitación de los padres (haciendo colecho o no) y su habitación se destina a guardar sus cosas o para hacer los cambios de pañal, vestirlo, jugar, hacerle masajes...

Especialmente con el primer hijo, solemos invertir tiempo y dinero en preparar su habitación, aunque no será hasta pasados unos meses cuando la empiece a utilizar. Suele ser algo muy emocionante, pero recuerda que es importante ser prácticos y no es recomendable excederse en detalles.

Vamos a exponer algunas recomendaciones básicas sobre los preparativos en el momento en el que el bebé duerma en su espacio independiente:

1. Compra un colchón firme, sin ningún tipo de acolchado adicional.
2. El colchón de la cuna del niño debe cubrirse con una sábana bajera ajustable.
3. Evita inclinar el colchón de tu hijo.
4. Evita almohadas, sábanas, mantas y juguetes en la cuna. Un dudú puede ser un buen compañero.
5. Evita también atar juguetes a los barrotes de la cuna durante las horas de sueño que no vas a poder vigilar.
6. Evita los protectores, los acolchados, las redes, las carpas o los doseles para cubrir la cuna.
7. Mantén una temperatura adecuada en la habitación. Debe estar fresca, pero no fría.
8. Recuerda no abrigar en exceso al pequeño. Dado que duerme sin taparse, debes usar solo una capa más de la que tú llevas.
9. Adecúa la habitación para que a la hora de dormir pueda quedar totalmente a oscuras.
10. Si el ambiente es muy seco, es recomendable el uso de un humificador para aumentar los niveles de humedad

de la habitación y facilitar la buena respiración del pequeño.

11. Puede serte útil un purificador de aire para mantener el entorno limpio y libre de suciedad y gérmenes.

Horarios y rutinas

El horario es determinante en la crianza del bebé. Es muy aconsejable crear y seguir un horario durante el día hasta la hora de acostarse en el que se vaya repitiendo la siguiente secuencia: comer/jugar/dormir.

Esta es una buena manera de seguir una rutina y facilitar las siestas que ayudarán también a mejorar la calidad de la alimentación y el sueño nocturno. Tu bebé aprenderá pronto que el día se compone de unas horas de día y unas horas de noche.

Los bebés recién nacidos, hasta los 3 meses, necesitan hasta cuatro o cinco siestas de día. Con tantas siestas, no es fácil fijar siempre la misma hora en la que el recién nacido debe irse a dormir, pero es aconsejable que poco a poco intentemos acercarlo a las nueve de la noche para conseguir un sueño nocturno consolidado y de buena calidad.

Es común alargar el horario del bebé para que los padres que han estado trabajando todo el día puedan disfrutar de él. Pero recuerda que las noches son para dormir y que es un error intentar recuperar horas de juego que se han perdido. Debemos ser coherentes y encontrar otros momentos que respeten el sueño y el horario del pequeño.

Además de seguir la secuencia comer/jugar/dormir, es importante tener una rutina a la hora de dormir y de siesta, pues hace que sea mucho más fácil para el bebé prepararse para dormir.

Las rutinas son una forma de ayudarlo a prever. En cuanto el bebé se acostumbra a la rutina, sabe lo que viene después y, así, el cerebro y el cuerpo se preparan para la hora de ir a dormir. La rutina es una asociación positiva con la hora de dormir.

Una rutina para un bebé de corta edad no debe superar los 20 minutos. Si es demasiado larga, es posible que se pierda la ventana del sueño, con lo que costará que concilie el sueño. La rutina podría ser algo así:

1. Baño o toallita tibia en la cara y las manos.
2. Cambiarle el pañal.
3. Ponerle el pijama.
4. Último biberón o lactancia del día.
5. Bajar persianas.
6. Cantar una canción tranquila y corta.
7. Echarlo en la cama (colecho) o en la cuna (de colecho o independiente).

También puedes crear una rutina algo más corta para las siestas. Un ejemplo podría ser el siguiente:

1. Cambiarle el pañal.
2. Bajar persianas.
3. Cantar una canción tranquila y corta.
4. Echarlo en la cama (colecho) o en la cuna (de colecho o independiente).

¿Cuántas horas?

El sueño del bebé va variando a una velocidad increíble. Además, esas variaciones afectan al sueño nocturno y a las diferentes siestas a lo largo del día. Los bebés necesitan dormir tanto como comer, pero su descanso va modificándose a medida que van creciendo. Durante el primer año de vida se dan muchos cambios y es importante diferenciar entre las horas de sueño de día, las horas de noche y las horas de vigilia o ventanas de sueño.

El sueño del bebé se compone de diferentes ciclos que van repitiéndose a lo largo de la noche. Estos ciclos suelen tener una duración aproximada de 45 minutos, tal como se refleja en la siguiente imagen.

CICLO DEL SUEÑO DEL BEBÉ Y DEL NIÑO (45 min)

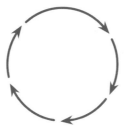

40-50 minutos
Sueño ligero,
fácil de despertar

0-10 minutos
Empieza a
quedarse dormido

30-40 minutos
Saliendo del sueño
profundo

10-20 minutos
Camino hacia el
sueño profundo

20-30 minutos
Sueño profundo

Siesta de menos de 45 minutos es una siesta corta.
Lo ideal son siestas de 2 ciclos.

Fuente: Kim West (ver bibliografía)

Los ciclos van enlazándose a lo largo del sueño, pero debemos tener en cuenta que entre ciclo y ciclo se dan microdespertares que, dependiendo de cómo se gestionen, pueden convertirse en despertares.

Para valorar si el pequeño duerme lo suficiente o no, debemos tener claros cuáles son los promedios de sueño adecuados para su edad. Aunque cada niño es distinto, existen unos promedios que nos sirven de guía.

PROMEDIOS NECESARIOS DE SUEÑO POR EDAD

EDAD	Sueño de noche	Sueño de día	Cantidad de siestas	Sueño total recomendado (promedio)	Sueño total recomendado (rango)
0-3 meses	Variable	Variable	Variable	Variable	14-17 h
4-5 meses	10-11 h	4-5 h	4-3	14-16 h	12-15 h
6-8 meses	11 h	3:15-4 h	3-2	14:15 h	12-15 h
9-11 meses	11 h	3 h	2	14 h	12-15 h
12-17 meses	11 h	2-3 h	2-1	13:45 h	11-14 h
18-24 meses	11 h	2:30 h	1	13 h	11-14 h
2 años	11 h	2 h	1	13 h	11-14 h
3 años	10:30 h	1:30 h	1-0	12 h	10-13 h
4 años	11:30 h	Tiempo tranquilo	0	11:30 h	10-13 h
5 años	11 h	Tiempo tranquilo	0	11 h	10-13 h
6 años	10:25 h	Tiempo tranquilo	0	10:45 h	9-11 h

Fuente: Kim West (ver bibliografía).

Por otro lado, para poder manejar bien el sueño de los pequeños, no podemos olvidar lo que adelantaba antes: las ventanas de sueño. Este término suele crear ciertas confusiones. Vamos a ver qué es lo que realmente significa.

Las ventanas de sueño son los periodos de vigilia que tiene el bebé. Son los espacios desde que el bebé se despierta hasta que vuelve a dormirse. Las ventanas de sueño varían según la edad del niño y debes conocerlas para saber cuál es el mejor momento para acostarlo. Además, cuando se acerca la hora de acostarlo debemos estar pendientes de las señales de sueño (frotarse los ojos, bostezar, tocarse la oreja, rascarse la cabeza...), que nos indican que ya está cansado y necesita acostarse.

Es importante respetar estas ventanas, ya que, al hacerlo, facilitamos el proceso de conciliación del sueño más rápidamente y de forma natural. Cuando se alarga en exceso la ventana de sueño, el cerebro comienza a secretar cortisol, la hormona del estrés, para que nos mantengamos despiertos. Solo hay que pensar en aquellas típicas situaciones en las que retrasamos el sueño del niño por algún acontecimiento familiar o social. Generalmente, los más pequeños son los que aguantan más. Se empiezan a activar y no paran de correr, bailar, jugar... más que cualquier adulto. Esto significa que su cerebro se sobreestimula y, aunque puedan estar cansados, tendrán grandes dificultades para conciliar el sueño e incluso será difícil que su sueño sea seguido y reparador.

La idea de saltarse la siesta o acostarlos tarde para que duerman mejor también suele ser un fracaso.

A continuación, puedes consultar en la tabla las ventanas de sueño adecuadas para tu bebé.

VENTANAS DE SUEÑO PROMEDIO

EDAD	Tiempo despierto hasta la 1.ª siesta	Fin de la 1.ª siesta hasta la 2.ª siesta	Fin de la 2.ª siesta hasta la 3.ª siesta	Tiempo despierto hasta la hora de acostarse
Recién nacidos	1-1:30 h	Variable	Variable	Variable
4-5 meses	1:30-2 h	1:30-2:15 h	1:30-2:30 h	1:30-2:15 h
6-8 meses	1:30-2:30 h	2-3 h	1:30-2:30 h	2:30-3 h
9-11 meses	2-3 h	3-3:15 h	NA	3-3:30 h
12-17 meses	3-4 h	3-4 h	NA	3-4 h
18-24 meses	5-6 h	NA	NA	4-5 h
2-3 años	5:30-6:30 h	NA	NA	4-5 h
3-5 años	6 h o tiempo tranquilo	NA	NA	4-5 h

Fuente: Kim West (ver bibliografía).

Las siestas son de suma importancia para conseguir que las noches sean buenas. Es conveniente mantener un equilibrio entre lo que se duerme durante el día y durante la noche y, así, poder respetar las ventanas de sueño que facilitan la presión del sueño adecuada en cada momento. En muchas ocasiones nos resulta complicado que nuestros pequeños duerman buenas siestas. Para ello, debemos tener claros los hábitos de higiene de sueño (horarios, rutinas, ventanas de sueño, entorno).

Como veíamos antes en el sueño largo nocturno, el ciclo del sueño del bebé acostumbra a ser de 45 minutos. La siesta ideal está compuesta por dos ciclos de sueño y para que sea reparadora, deberá tener una duración de, por lo menos, 45 minutos, lo que nos permite hacer un ciclo de sueño completo.

Para fomentar un sueño de calidad, a cualquier edad, es importante dejar que el niño tenga su espacio y así cree sus propias estrategias para conciliarlo. Se trata de darle oportunidades para ir aprendiendo de manera autónoma antes de que tenga demasiada dependencia para dormir. No obstante, nuestra presencia es fundamental para conseguirlo. El bebé debe sentirse siempre acompañado y nosotros debemos estar presentes, pero enseñándole a que vaya adquiriendo autonomía. Podemos estar cerca, pero no es necesario dormirlo en brazos o en el pecho para que coja el sueño.

Cada uno tiene su propia forma de dormirse: puede variar la posición, escuchar ruido blanco, sosteniendo un peluche o dudú. La clave es permitir al bebé que descubra cómo conciliar el sueño sin necesitar siempre ayuda. De esta manera, si hay despertares nocturnos, sabrá cómo volver a conciliar el sueño. Si un bebé se duerme sin ayuda al inicio del sueño de la noche es porque tiene sus propias estrategias para conseguirlo. Si es así, podría volver a dormirse solo en cualquier momento de la noche. Por eso es básico poner al bebé relajado pero despierto en la cama y que sea consciente de su entorno: así no dependerá de ti para dormirse.

Lo más típico es que se acostumbre a dormir con el pecho o el biberón. Y aunque al principio es normal, a medida que pasan los meses muchas familias acabamos usando el pecho o biberón no solo para alimentar, sino como una ayuda para lograr que el pequeño se duerma lo antes posible y, de este modo, que nosotros también podamos descansar un poco más. Debemos tener en cuenta que, si se duerme succionando, pronto relacionará el dormir con succionar. A lo largo de la noche el bebé va teniendo sus ciclos de sueño, que se repiten y se enlazan. Entre ciclo y ciclo, se dan microdespertares. Si el bebé necesita succionar para dormirse, es fácil que, para enlazar sus ciclos de sueño, quiera succionar y, por tanto, precise la intervención del adulto. Para eso, hemos de tener paciencia. Los primeros meses, en la mayoría de las tomas, es inevitable que el bebé se quede dormido. Pero debemos tenerlo presente para el futuro. Dormir poco y mal es agotador y muchas veces nos impide ver una estrategia para guiar al pequeño con su sueño. Por eso, es recomendable intentar que, desde el inicio de la noche, el bebé vaya aprendiendo a conciliar el sueño sin la necesidad de succionar.

Para ello es importante evitar darle de comer en un entorno excesivamente relajante. Buscaremos un lugar en el que pueda comer sin que se duerma. Y así, lo podremos poner en su cuna despierto y conseguir que se duerma con nuestro acompañamiento permanente hasta que esté profundamente dormido, pero con un contacto intermitente. Es decir, nos ponemos al lado de la cama, que nos vea y nos sienta, proporcionándole contacto físico y verbal, pero sin hacerlo de forma continuada (lo acariciamos y lo dejamos de hacer, le hablamos suavemente y lo dejamos de hacer) varias veces para que pueda descubrir estrategias para dormirse por su cuenta.

Aunque pueda sorprendernos, los despertares nocturnos son completamente normales, incluso en los adultos. Coinciden con el cambio de ciclo del sueño, que suele ser cuando cambiamos de posición, nos tapamos y nos volvemos a dormir sin darnos cuenta. Despertarse durante la noche no debe ser un problema a no ser que no seamos capaces de volvernos a dormir enseguida y que ese pequeño despertar nos lleve al desvelo. Si el bebé no sabe volver a conciliar el sueño sin apoyos, entonces es cuando se despierta del todo y se queja, esperando nuestra intervención. Ante un microdespertar, es recomendable darle unos minutos antes de intervenir para que el bebé tenga la oportunidad de autogestionar su sueño.

También puede ocurrir que, al no conseguirse dormir, se dé un despertar completo. En ese caso, acude a ver lo que está ocurriendo e intenta dormirlo en su cuna, con la luz apagada y con un contacto intermitente para que concilie el sueño otra vez. Para ello, es conveniente transmitirle tranquilidad. Así que, si lo necesitas, autorregúlate tú primero para poder ayudarlo.

Recuerda que nuestras intervenciones son las que marcan el aprendizaje. Nuestro comportamiento acaba influyendo en la rutina y en el hábito de sueño del pequeño. Es mucho más fácil empezar con buen pie desde el inicio que tener que desaprender lo aprendido.

Hace unos años trabajé con una familia cuya hija de 2 años solo se dormía con el contacto del cabello de la madre. Ella estaba agotada y brindar a su hija la ayuda que necesitaba le producía verdaderos dolores de cabeza (literal). Sin embargo, no sabía cómo poner fin a esa costumbre. Corregir un hábito a los 2 años es más complicado que corregirlo a los 6 meses. Es muy recomendable intentar evitar aquellas intervenciones que solucionan el momento, pero que, poco a poco, pueden ir complicándose en un futuro.

Finalmente, y a modo de resumen, vamos a repasar los consejos más importantes para conseguir que el pequeño vaya teniendo unos buenos hábitos de sueño desde los primeros meses. Recuerda que no todos los niños duermen igual. Hay muchas variables que intervienen y cada caso es único: el bebé, sus padres, el entorno, la familia, la salud...

Consejos

1. Cuando el bebé es muy pequeño, es difícil mantener un horario, pero sí puedes seguir un patrón de rutinas e intentar hacer siempre la misma secuencia y respetar sus periodos de vigilia. El bebé irá regulando sus biorritmos y permitirá que su cuerpo segregue las hormonas adecuadas en cada momento.

2. No tengas prisa: cuando el bebé está molesto, debes atenderlo, pero intenta no correr y espera unos minutos. De esta manera, estás dándole un espacio para descubrir cómo calmarse y conseguir dormirse solo. Cuando solo esperes unos minutos, verás que, en ocasiones, el bebé se vuelve a dormir con éxito y sin ninguna intervención. Esperar también permite entender lo que el niño está intentando decir. No todos los llantos son iguales. A veces es hambre, otras veces es que necesita un cambio de pañal, otras es malestar o simplemente sueño... Permitirte escuchar te ayudará a diferenciarlos.

3. Intenta acostar al bebé despierto. De este modo tendrá oportunidad de aprender a dormirse solo y sin apoyos.

4. Intenta evitar que se duerma durante la toma, aunque

no siempre es fácil. Evita darle de comer en un lugar demasiado tranquilo y con luz tenue, háblale, quítale el pecho o el biberón un rato, cántale... y así podrás ponerlo a dormir despierto.

5. Intenta calmarlo desde la cuna brindándole contacto físico de forma intermitente, hablándole suavemente y siendo tú quien controlas ese contacto.

6. El bebé aprende según lo que tú le enseñas. Por eso, es importante que seas consistente en tus intervenciones. Si siempre respondes igual, antes aprenderá a conciliar el sueño.

7. Objetivos realistas: cada edad marca unos tiempos. Es importante guiarse por la tabla de los promedios y de las ventanas de sueño que refleja las horas que necesita dormir el niño; así, en función de las horas y la edad, podrás marcar unos objetivos.

8. Alineación de los padres: el bebé debe recibir siempre la misma respuesta, de cualquiera de sus cuidadores más cercanos, que le permita aprender. Si no es así, será complicado poder avanzar para mejorar las noches.

9
HITOS Y SEÑALES DE ALARMA

¿Cuántas veces te has preguntado si el desarrollo de tu hijo va bien? Sobre todo, durante los primeros meses suele ser una pregunta recurrente. Padres y cuidadores observamos al pequeño y tendemos a compararlo con el resto de los bebés para tener un punto de referencia. Pero las comparaciones pueden ser agotadoras y crear falsas alarmas. Ten en cuenta que existen hitos que pueden aparecer en un periodo de tres, seis o incluso más meses y en la vida del pequeño eso significa mucho tiempo.

Hay un ejemplo muy claro por el que solemos pasar la mayoría de los padres y es el inicio de la marcha. Cuando un niño cumple 12 meses y todavía no camina, muchos padres suelen sentir cierta inquietud. Pensamos que ya es el momento y nuestro pequeño no ha alcanzado ese hito. ¡Alarma! ¿Tendrá problemas de desarrollo? Y mientras vivimos inmersos en nuestro mar de dudas, nos encontramos con un entorno que no suele ayudar: familiares y amigos nos preguntan a menudo si ya camina, aunque es evidente que todavía no; otros preguntan cuándo andará, como si tuviéramos una bola de cristal, y otros nos advierten de que todos los niños, al cumplir el año, ya deberían hacerlo.

Lo cierto es que, antes de que cunda el pánico, debemos tener la información suficiente para poder valorarlo. Hay niños que inician su marcha antes de los 12 meses, pero la mayoría lo hace más adelante. El signo de alarma se producirá si, a partir de los 18 meses, el niño no camina; es entonces cuando consideramos que hay que tomar medidas para que pueda alcanzar ese hito.

Un niño que empieza a caminar antes no significa que vaya a ser más completo que otro que se inicie más tarde. Son muchas las variables que intervienen para alcanzar el hito de la marcha y, por tanto, cada niño tiene su ritmo. Sin embargo, debemos estar pendientes de su desarrollo e intervenir siempre lo antes posible.

A continuación, vamos a citar los indicadores del desarrollo propios de cada etapa de 0 a 3 años y los signos de alarma que cabe tener en cuenta al finalizar el primer, segundo y tercer año, respectivamente. Durante el primer año de vida los cambios son múltiples y vamos a valorar el desarrollo por trimestres. Durante el segundo y tercer año, lo valoraremos por semestres.

Mi intención es poder ofrecer a las familias una guía práctica y sencilla de las áreas principales, que permita valorar si necesitan ser observadas y atendidas para impulsar el desarrollo de nuestros pequeños durante los tres primeros años.

Indicadores del desarrollo

Primer año de vida

El niño de 0-3 meses
Área psicomotriz
Mantiene la cabeza erguida cuando está en brazos.
Fija la mirada y la mueve siguiendo movimientos de un objeto o persona.
Sostiene objetos con presión involuntaria y los agita.
Descubre y juega con manos y pies.
Área social
Sonríe en respuesta a un estímulo.
Reconoce visualmente a la madre.
Responde positivamente, emite gorgoritos y se ríe cuando juegan con él.
Área comunicativa y lenguaje
Localiza sonidos laterales moviendo la cabeza.
Emite balbuceos y sonidos guturales.

El niño de 3-6 meses

Área psicomotriz

Levanta y mueve la cabeza cuando está boca abajo.

Gira desde la posición de boca arriba a la posición de lado y viceversa.

Coge y agita objetos cercanos.

Área social

Sonríe o patalea ante personas conocidas.

Reconoce a quienes lo cuidan.

Área comunicativa y lenguaje

Emite sonidos para atraer la atención del adulto.

Realiza reduplicaciones (ma-ma; gu-gu; ta-ta...) repitiendo cadenas silábicas de consonante + vocal.

El niño de 6-9 meses

Área psicomotriz

Se mantiene sentado sin apoyo.

Se arrastra por el suelo.

Se sostiene de pie con apoyo.

Sonríe ante su imagen en el espejo, la acaricia y parlotea.

Tira los objetos para ver cómo caen y oír el ruido que hacen.

Se lleva alimentos y objetos a la boca.

Coge objetos y los golpea.

Área social

Acaricia objetos suaves y personas.

Se altera y llora cuando se va la madre o ante personas extrañas.

Imita palmas y movimientos de «adiós».

Área comunicativa y lenguaje

Localiza sonidos procedentes de diferentes direcciones.

Muestra agrado y realiza movimientos ante canciones infantiles.

El niño de 9-12 meses
Área psicomotriz
Se sienta y se levanta con apoyo.
Gatea.
Descubre objetos ocultados en su presencia.
Mete y saca objetos de un recipiente.
Da sus primeros pasos con ayuda.
Juega con la cuchara y se la lleva a la boca.
Colabora en juegos de imitación.
Obedece a una orden simple cuando va acompañada de ademanes o gestos.
Área social
Abraza y besa al adulto y a otro niño.
Responde cuando se le llama por su nombre.
Área comunicativa y lenguaje
Emite las primeras palabras con significado.

Segundo año de vida

El niño de 12 a 18 meses
Área psicomotriz
Se pone de pie y da pasos sin apoyo.
Hace rodar una pelota, imitando al adulto.
Comienza a comer con cuchara derramando un poco.
Comienza a admitir comida sólida.
Manipula libremente con juegos de construcción.
Reconoce partes del cuerpo (cabeza, manos, pies...).
Área social
Reconoce a personas no familiares pero que pertenecen a su entorno cotidiano.
Reconoce los objetos de uso habitual (cuchara, toalla, esponja, juguetes...).
Imita en el juego los movimientos del adulto.
Acepta la ausencia de los padres, aunque puede protestar momentáneamente.
Repite las acciones que provocan risa o atraen la atención.
Explora y muestra curiosidad por los objetos familiares.

Área comunicativa y lenguaje

Repite sonidos que hacen otros.

Obedece órdenes simples acompañadas con gestos.

Combina dos sílabas distintas.

Identifica, entre dos objetos, el que se le pide.

Le gusta mirar cuentos con imágenes.

Atiende a su nombre.

El niño de 18 a 24 meses

Área psicomotriz

Bebe en taza sosteniéndola con las dos manos.

Comienza a comer con cuchara derramando un poco.

Reconoce algunos útiles de higiene personal.

Reconoce algunas partes del cuerpo (ojos, nariz, boca...).

Dobla la cintura para recoger objetos sin caerse.

Se reconoce a sí mismo en fotografías.

Área social

Reconoce los espacios básicos de su entorno habitual (casa, centro infantil...).

Toma parte en juegos con otro niño durante periodos cortos.

Comparte objetos con otros niños cuando se le pide.

Reconoce algunos elementos propios de la estación del año en la que estamos: ropa y calzado.

Participa habitualmente en las actividades que se le proponen.

Comienza a reproducir acciones reales con juguetes (comidita, coches...).

Área comunicativa y lenguaje

Emplea una o dos palabras significativas para designar objetos o personas.

Disfruta con la música e imita gestos y ritmos.

Comienza a entender y aceptar órdenes verbales (recoger, sentarse, ir a la mesa...).

Comienza a juntar palabras aisladas para construir sus primeras «frases» («Mamá pan»).

Atribuye funciones a los objetos más familiares y comienza a nombrarlos.

Imita sonidos de animales y objetos conocidos (onomatopeyas).

Tercer año de vida

El niño de 24 a 30 meses

Área psicomotriz

Salta con ambos pies.

Lanza la pelota con las manos y los pies.

Se quita los zapatos y pantalones desabrochados.

Utiliza cuchara y tenedor, y bebe en taza sin derramar.

Completa un tablero de tres formas geométricas (redonda, cuadrada y triangular) en tablero inverso.

Conoce el orinal y el váter y los utiliza por indicación del adulto.

Área social

Se mueve con soltura por los espacios habituales (casa, centro infantil...).

Identifica algunos cambios en la naturaleza correspondientes a las diferentes estaciones del año.

Reconoce en fotografías a las personas más cercanas.

Juega junto a dos o tres niños de su edad.

Diferencia en imágenes algunos de estos términos: «persona», «animal» y «planta».

Saluda a niños y mayores conocidos, si se le indica.

Área comunicativa y lenguaje

Construye frases del tipo sustantivo + verbo («Papá ven»).

Emplea el «no» de forma oral y no solo con el gesto.

Responde a preguntas del tipo: «¿Qué estás haciendo?», «¿Dónde?».

Conoce los conceptos «grande»-«pequeño».

Presta atención durante algún tiempo a música o cuentos cortos.

Entona algunas canciones aprendidas y se mueve a su ritmo.

El niño de 30 a 36 meses

Área psicomotriz

Realiza actividades de enroscar, encajar y enhebrar.

Es capaz de correr y saltar con cierto control.

Pide ir al baño cuando lo necesita.

Copia el círculo, la línea vertical y la línea horizontal.

Come de forma autónoma todo tipo de alimentos.

Identifica algunos conceptos espaciales (aquí-dentro-encima-debajo-lejos...) y temporales (de día-de noche...).

Área social

Comienza a mostrar preferencias personales entre iguales.

Muestra afecto hacia niños más pequeños y animales domésticos.

Va conociendo normas y hábitos de comportamiento social de los grupos de los que forma parte.

Contribuye al orden de sus cosas en casa o centro infantil cuando se le indica.

Comienza a identificar y distinguir diferentes sabores y olores (dulce-salado, buen-mal olor...)

Identifica lugares de visita frecuente dentro de su entorno: casa de un familiar, parque, panadería...

Área comunicativa y lenguaje

Dice su sexo cuando se le pregunta.

Emplea el gerundio, los plurales y los artículos.

Articula correctamente los sonidos: b, j, k, l, m, n, ñ, p, t.

Es capaz de comunicarse a través de los gestos y la mímica, además del lenguaje oral.

Habla de sí mismo en primera persona utilizando «yo», «mi» y «me» en lugar de su nombre.

Utiliza el lenguaje oral para contar lo que hace, lo que quiere, lo que le pasa...

Signos de alarma durante los primeros años

Durante los primeros años de vida, el desarrollo es muy acelerado. Ocurren muchas cosas en muy poco tiempo. Un bebé al nacer tiene mucho potencial, pero muy pocas habilidades desarrolladas. Poco a poco, irá madurando. Recuerda que cada niño tiene su ritmo y ninguno se desarrolla exactamente igual que otro.

En consulta me llegan muchas familias con dudas e incluso preocupaciones acerca del desarrollo de sus hijos al compararlos con otros niños. Tal como hemos comentado anteriormente, cada niño tiene su ritmo y es cierto que uno o dos meses de diferencia con otros niños se pueden hacer muy largos cuando se trata de nuestros hijos. Las comparaciones pueden llegar a ocasionarnos mucha preocupación y, para evitar falsas alarmas, debemos tener conocimiento sobre los tiempos en el desarrollo de nuestro hijo.

Los signos de alarma reflejan que algo no va bien en el desarrollo de nuestro hijo y es importante prestarles atención. Ante todo, debemos detectar los diferentes factores de salud, ambiental, familiar o social que pueden estar interviniendo. En muchas ocasiones ocurre que los signos de alarma son aislados o pasajeros y pueden estar relacionados con alguno de los factores citados. En estos casos, la estimulación temprana es una herramienta de gran ayuda.

Todos los procesos de desarrollo tienen unos márgenes de normalidad y a veces dichos márgenes pueden ser largos para la espera de unos padres impacientes. Una vez superados los márgenes de normalidad, hablaremos de los signos de alarma.

A continuación, vamos a citar los principales signos de alarma. Estos son de carácter orientativo y se valoran al final de cada etapa. Para evitar confusiones, es conveniente que se den, por lo menos, dos de los signos de alarma por etapa. En el caso de haber cumplido una etapa y mantener algún signo de alarma de etapas anteriores, se recomienda contactar con un especialista.

Signos de alarma del primer año de vida (0-12 meses)
No se mantiene sentado sin apoyo.
Coge los objetos con una sola mano.
Escaso llanto, sonrisa o balbuceo.
No sonríe a las personas de su entorno cercano.
No se interesa por su entorno.
No emite ningún sonido para atraer la atención.
Se le considera demasiado bueno porque nunca llora ni protesta cuando no están sus cuidadores habituales.

Signos de alarma del segundo año de vida (12-24 meses)

No camina solo. Necesita ayuda del adulto.

No muestra interés por señalar las principales partes del cuerpo.

No inicia interacciones.

No interactúa con otros niños.

No reconoce distintos espacios muy familiares (cocina, baño, dormitorio...).

No imita acciones ni sonidos conocidos.

No responde a su nombre.

No nombra a personas u objetos.

Signos de alarma del tercer año de vida (24-36 meses)

No tiene control de esfínteres.

No sigue instrucciones sencillas.

No identifica imágenes.

No conecta con el entorno y permanece aislado.

Tiene dificultad para construir frases. Utiliza solamente palabras sueltas.

Tiene poco dominio del trazo. No garabatea.

10 PREGUNTAS FRECUENTES Y CONTROVERTIDAS

Voy a dedicar este apartado a responder algunas de las preguntas que suelen hacerme en la consulta y que en ocasiones crean controversias. Se trata de aclarar dudas, no de imponer criterios. Cada familia tiene sus propios valores y su forma de educar y criar. No se trata de juzgar a nadie, sino de facilitar información a las personas que la necesitan. Debemos ser respetuosos con nosotros mismos y con los demás. Al responder os daré mi opinión profesional; sin embargo, es importante saber que no hay una única respuesta válida a cada una de las cuestiones.

1. ¿Qué es preferible, lactancia materna o lactancia artificial?

Vamos a empezar por uno de los temas estrella y que suelen generar mucha polémica. Teniendo en cuenta la recomendación de la OMS, yo soy partidaria de la lactancia materna como primera opción por todos los beneficios que aporta. No obstante, por encima de todo, está la salud física y mental de la madre, que es la persona que se encarga de amamantar.

No todas las mujeres pueden ni quieren dar el pecho a sus bebés . En muchas ocasiones hay tantas dificultades que, incluso intentándolo con el apoyo de profesionales, no se consigue. No siempre es un tema fisiológico del pecho o de la succión del bebé. La parte psicológica es también muy importante. Y hay otras madres que prefieren la lactancia artificial. Eso no significa en ningún caso que sean peores madres.

Asimismo, las madres que amamantan a sus pequeños a veces pueden recibir comentarios desafortunados por el simple hecho de estar alimentando a su bebé o por querer hacerlo en según qué situaciones y a según qué edades. Amamantar es algo natural y, ciertamente, hacerlo a gusto de todos no es sencillo.

La lactancia es una etapa difícil hasta que se domina, y cada una elige lo que más le conviene para hacerlo de la mejor manera posible. Creo que es momento de ser respetuosos con cualquiera de las posturas y no juzgar a aquellas madres que no han optado por lo que nosotros creemos conveniente.

2. ¿Es aconsejable el colecho o mejor la propia cuna?

El colecho es útil y recomendable durante los primeros meses, cuando las tomas son múltiples y el bebé necesita contacto y atención continuada. Con todo, se trata de una etapa y es importante saber cerrarla para abrir una nueva en la que el niño duerma en su espacio, de forma independiente.

En ocasiones, cuando el colecho se alarga surgen algunas dificultades a la hora de conciliar el sueño sin la intervención del adulto y aparecen mayor número de despertares a lo largo de la noche.

A las familias que han decidido no hacer colecho, siempre les aconsejo que durante los primeros meses la cuna esté en la habitación de los padres, y para las familias que sí lo practican, tener la cuna cerca de la cama de los padres puede ser un paso intermedio antes de pasar al bebé a su propia habitación.

Mi recomendación profesional es que antes de los 2 años el pequeño tenga su propia habitación para dormir. Es una etapa en la que empiezan a disfrutar de su autonomía e independencia, y el sueño es una de las áreas importantes para que el niño entienda que estar en su cama, en su habitación y poder disfrutarlo también forma parte de esta nueva fase.

3. ¿Es bueno tener al bebé en nuestra habitación o es preferible la suya propia?

Durante los primeros meses, lo más aconsejable para todos es tener al bebé en la habitación de los padres. Necesita atención y supervisión continuada y los padres solemos ir cansados con las interrupciones nocturnas. Es fundamental hacerlo fácil para que fluya la armonía familiar.

En cuanto las tomas de la noche empiezan a reducirse puede plantearse pasar al pequeño a su propia habitación. Esto suele suceder a partir de los 8 meses. Además, el bebé, a esta edad, ya tiene buen control cefálico, con lo que levanta su cabeza en caso de necesitarlo.

Lo que sí es importante es que la habitación esté lo suficientemente cerca para oír al niño durante los despertares sin necesidad de cámaras ni escuchas. El hecho de tener estos aparatos encendidos hace que estemos más pendientes y descansemos peor. En consecuencia, intervendremos en exceso sin dejar que él solo tenga la oportunidad de conseguir dormirse. El silencio de la noche permite que podamos oír y atender al pequeño cuando realmente lo necesita.

4. ¿Es conveniente acostumbrar a mi hijo a tener un dudú?

El dudú puede ser cualquier muñeco pequeño que pueda dormir con el bebé sin ningún riesgo de asfixia. El objetivo del uso del dudú es acompañar al bebé, darle confianza y protección para que no solamente dependa de los brazos del cuidador para calmarse y conciliar el sueño de forma independiente.

Aunque lo más normal es que el bebé necesite ayudas para dormirse, sobre todo durante los primeros meses, debemos ir procurando que estas ayudas, a medida que vaya pasando el tiempo, no requieran exclusivamente de nuestra intervención.

Para que el pequeño se sienta protegido y confiado con su dudú es aconsejable que empiece a acompañarlo a la hora de dormir desde los 2 meses. Si no comienza a esa edad, tampoco supone un problema intentarlo igualmente más adelante.

En primer lugar, es muy importante lavar bien el peluche o la mantita. También es recomendable comprar dos iguales, pues, en el momento en que tu pequeño se acostumbre a dormir con él, se volverá indispensable y es conveniente tener uno de repuesto por lo que pueda pasar.

Otro consejo es que la madre o la figura de apego más cercana lo lleve consigo durante un par de semanas para que se impregne de su olor. Lo ideal es ponerlo en contacto con la piel. El bebé asocia de forma positiva cualquier cosa que le recuerde a sus cuidadores principales, y el olfato es uno de los sentidos más desarrollados desde los primeros días.

Por ejemplo, durante las tomas puedes ponerlo entre tu piel y la de tu bebé para que vaya acostumbrándose a su presencia y haga una buena asociación. Durante estos días, no lo laves, pues estamos intentando que se acostumbre al olor y con el lavado este desaparecería. El bebé sentirá tu olor cerca y lo ayudará a relajarse. En cuanto se haya acostumbrado, ya puedes lavarlo con normalidad.

Lo ideal es hacer todo este protocolo con los dos dudús que hayamos comprado e ir intercambiándolos para que no se incline por uno solo.

5. ¿Chupete o dedo?

La succión continuada es muy recomendable durante los primeros meses de vida por varias cuestiones, pero principalmente porque está demostrado que previene la muerte súbita. Por lo general, esta cuestión suele solventarse de diferentes maneras: lactancia a demanda, chupete o dedo. Cada una de las opciones tiene sus ventajas, pero también sus inconvenientes.

En cuanto a la lactancia a demanda, no siempre es posible y, por otro lado, no todas las madres, aun pudiendo, quieren. Además, a partir de cierta edad es conveniente que poco a poco puedan ir espaciándose las tomas.

En cuanto al chupete, es una opción de succión porque permite la no presencia continuada de la madre. Sin embargo, hasta los 8 meses el bebé no consigue ponérselo solo y hasta entonces debemos intervenir cada vez que lo necesite.

Como tercera opción está el dedo. Es, sin lugar a dudas, la opción más práctica. Se trata de una ayuda para relajarse del todo independiente: el bebé no necesita a nadie para poder succionar y relajarse. Además, lo lleva siempre a mano, nunca mejor dicho. Sin embargo, no todo son ventajas. A medida que el niño va creciendo, dado que siempre lo lleva puesto, puede excederse y generar algunos problemas relacionados con la dentición, la respiración, la salivación, el lenguaje... Por eso, la retirada del dedo es posiblemente una de las cosas más complicadas.

En cualquier caso, así como la lactancia la decide la madre y el chupete suele ser introducido por los cuidadores, el dedo es algo que decide única y exclusivamente el bebé. No podemos intentar que se chupe el dedo si no quiere y es extremadamente complicado intentar evitar que lo haga si esa es su decisión.

6. ¿Estimulación temprana o movimiento libre?

En muchas ocasiones las familias me preguntan si el movimiento libre de Pikler y la estimulación temprana son compatibles. Verdaderamente no puede hablarse de compatibilidad, ya que son dos posturas con algunos elementos en común, pero con objetivos distintos.

Para los que no han oído hablar de Emmi Pikler, diré que fue una pediatra nacida en Viena que en los años treinta del siglo pasado creó un método innovador para su tiempo, basado en el movimiento autónomo del bebé, algo del todo inusual en la educación de la época. Su famosa metodología se fundamenta en que la libertad de movimiento es la raíz que origina el desarrollo motor del niño. Que es el propio bebé el que de manera natural y mediante un aprendizaje basado en el autodescubrimiento va a aprender cómo moverse, relacionarse y desplazarse, y que su desarrollo motriz surgirá de forma espontánea y a su propio ritmo. Para ello, Pikler sugería dejar al niño en el suelo boca arriba sin barreras, a fin de que pudiera moverse a su antojo. Esta postura, insisto, fue muy innovadora en su momento, ya que antiguamente no se dejaban nunca a los bebés en el suelo: siempre estaban en brazos, en la cuna, en el carrito o en cualquier otro lugar seguro y protegido, sin libertad de movimiento.

En la actualidad, la teoría de Pikler está muy extendida, pero, sin embargo, existe mucha desinformación. Debemos tener en cuenta que vivimos en una época en la que los niños son muy partícipes en la vida social desde edades muy tempranas, que existe mucha variedad de servicios y actividades en las que se potencia el movimiento para disfrutar en familia (matronatación, psicomotricidad, yoga, actividades de estimulación musical...) y que, antiguamente, todo eso no existía. Participar en este tipo de actividades tiene muchos beneficios, más allá del desarrollo puramente físico. Se trata de experiencias compartidas con los padres, de potenciar el vínculo afectivo, de acompañar al bebé en sus primeras participaciones en grupo... Además, están diseñadas para trabajar distintas áreas y evitar entorpecer el desarrollo del bebé.

Por su lado, la estimulación temprana lo que propone es poner al niño en el suelo sin fronteras, pero facilitando la posición boca abajo, sin dejar que, de forma azarosa, el bebé descubra esa posición. En este aspecto podemos apreciar las diferencias entre estimulación temprana y movimiento libre. Emmi Pikler defiende una actitud no intervencionista del adulto, mientras que la estimulación temprana postula lo contrario.

La pediatra confía en el buen desarrollo del niño sin la intervención del adulto. Es cierto que cuando tratamos con niños sin ninguna dificultad, perfecta y completamente sanos, las cosas evolucionan positivamente de manera natural, pero ¿qué pasa cuando un niño tiene alguna dificultad o algún tipo de patología no detectada en el nacimiento o en el desarrollo?

Hay aproximadamente un 18 por ciento de niños que no se arrastran ni gatean. En la estimulación temprana se consideran fundamentales los beneficios de estas etapas. No obstante, a veces se inician tardíamente y comienzan a caminar pronto, con lo que la etapa queda muy reducida o incluso inexistente. Cuando un niño aprende a caminar nunca más vuelve a gatear, entonces... ¿cómo conseguir que gateen durante el tiempo necesario para beneficiarse de esta etapa? La propuesta es intentar prolongar la etapa del gateo facilitando su movimiento desde los primeros meses para que se inicien en el arrastre desde edades tempranas. Sin la ayuda de un adulto, una gran cantidad de niños, por mucho que estén en el suelo, no pasarán por esas etapas de movimiento que tanto interesan a la estimulación temprana o se iniciarán mucho más tarde acortando, lógicamente, su duración. Con el fin de prevenir posibles dificultades, se interviene. Porque no se puede estimular sin intervenir, ni se puede interferir ni avanzar en el proceso únicamente proporcionando la oportunidad al bebé.

Así pues, aunque la finalidad de lograr el movimiento del bebé sea compartida por ambas metodologías, las diferencias y objetivos entre una corriente intervencionista y otra que no lo es difieren totalmente. Es importante saber que una intervención temprana es preventiva y puede cambiar el rumbo del desarrollo del pequeño.

7. ¿Cuándo y cómo dejar el pañal?

No existe una edad concreta, pero sí señales claras que nos informan de que nuestro pequeño está preparado para dejar el pañal. No hay prisa e intentarlo antes de tiempo suele ser una experiencia que no recomiendo. No es un tema de voluntad del niño, es un tema de maduración, y cada niño tiene su ritmo. Debemos respetar sus tiempos, ya llegará el momento.

Señales que cabe tener en cuenta antes de dejar el pañal:

- Mantiene seco el pañal durante más de dos horas y en las siestas.
- Suele tener un horario regular para hacer caca.
- Se da cuenta cuándo está haciendo pipí o caca y hace señales para comunicarlo.
- Se interesa por el váter y por saber cómo hacen pipí los otros miembros de su familia.
- El pañal le molesta y no lo quiere usar.
- Se sabe bajar su ropa para ir al váter.

8. ¿Cómo afrontar la llegada de un hermanito?

Es muy común que un segundo embarazo venga acompañado de miedos y dudas sobre la reacción del hermano mayor. La decisión de tener otro bebé es de los padres, sin embargo, la adaptación de la llegada del bebé, en casa, es para todos. Esta adaptación puede venir acompañada de cambios de humor, regresiones, rabietas, llamadas de atención... incluso antes del nacimiento.

El hermano mayor, hasta la fecha, tenía un espacio exclusivo para él. Acaparaba toda la atención de los cuidadores. Pero, de repente, aunque un recién nacido no suele llamar mucho la atención, el hermano mayor siente que aparece un nuevo ser del que se habla continuamente y al que se le ha dedicado mucho tiempo en los preparativos de su llegada. Además, mamá desde las últimas semanas de embarazo está cansada, con menos energía que antes. Sin lugar a duda, el peque puede vivirlo como un rechazo cargado de inseguridades.

La manera como afectan estos sentimientos puede ser muy variada y es importante que pueda manifestarlos. Hay que atenderlo, comprenderlo, conectar con sus emociones y que él mismo también pueda detectarlos. En cuanto es capaz de compartir su malestar y sentirse entendido, se siente mejor.

No obstante, muchas veces nuestra reacción como cuidadores suele ser la de ponerle la etiqueta del hermano mayor —«Como ahora eres el mayor, me tienes que ayudar», «Como eres el mayor, ahora tu cuna será para el bebé y la cama para ti»...—. ¡Error! Sigue siendo pequeño, a veces demasiado para poder entenderlo. Así que evitemos darle responsabilidades que todavía no le tocan.

De la misma manera, solemos decirle que el bebé es su hermanito pequeño y que tiene que quererlo y cuidarlo. No debemos imponer un sentimiento que de forma natural irá creciendo. A través de las experiencias del día a día, de la convivencia y del juego en armonía los hermanos van queriéndose, pero no tiene que ser desde el primer día, es un proceso. Con la llegada del pequeño existen demasiadas incertidumbres. No es el mejor momento para obligarle a que quiera al bebé que ha invadido su espacio y le ha robado parte de su protagonismo.

En cualquiera de los casos, la llegada de un hermano es emocionante, pero al mismo tiempo es una nueva aventura, con sus grandes y pequeñas dificultades. Así que, es fundamental tener paciencia y empatía para poder gestionarlo del mejor modo posible.

9. ¿Cuándo empezamos a poner límites?

No existe una edad concreta para empezar a poner límites. Se trata de una actitud en la que nuestros valores educativos prevalecen en nuestro hogar. Los límites son necesarios y eso no quiere decir que al ponerlos nos convirtamos en unos padres autoritarios. Debemos atender, respetar y conectar con las emociones de nuestros hijos, pero al mismo tiempo debemos ser nosotros los que los guiemos, pues somos los que tenemos el criterio para hacerlo. Los niños saben muy bien lo que quieren y luchan por conseguirlo, pero no saben lo que realmente les conviene, eso es cosa de los cuidadores.

10. ¿Es mejor llevar a mi hijo a un centro de educación infantil o que se quede en casa?

Este suele ser un tema que preocupa bastante, sobre todo, a los padres primerizos. Se trata de crear una estructura por primera vez y no siempre es fácil. Cada niño es un mundo, al igual que la familia en la que ha nacido. Y no hay una única respuesta válida a la hora de organizar la familia y la logística con el bebé.

Lo ideal es que, durante los primeros años de vida, el bebé se quede en casa con sus cuidadores. Es una etapa en la que necesita estar, además, con sus cuidadores principales. Somos su referencia y su punto de apoyo y seguridad. El bebé se siente bien en su entorno cercano, con sus horarios y con las personas con las que tiene un buen vínculo afectivo. Por otro lado, el sistema inmunológico del pequeño está madurando y es muy frecuente que en las aulas haya múltiples virus que hagan que caigan enfermos muy a menudo.

Sin embargo, la estructura necesaria para que el pequeño se quede en casa requiere de un cuidador que pueda dedicarle todas las horas al bebé, y no siempre es posible. En este caso, la opción de llevar al bebé a un centro donde puedan atenderlo durante nuestra ausencia es importante.

A la hora de buscar centro debemos confeccionar una lista de prioridades y encontrar aquel que cubra razonablemente bien nuestras necesidades. No existe el centro perfecto. Pero, sin lugar a dudas, existe el mejor centro para cada familia.

En muchas ocasiones, las familias están preocupadas por los aspectos sociales. Creen que su pequeño necesita ir a la escuela para relacionarse con otros niños. Si bien es cierto que estar con otros niños los beneficia, no es una cuestión indispensable durante los primeros años. Las habilidades sociales de los niños no se desarrollan hasta los 6 años, así que no suframos si el bebé no tiene relación con otros niños a los 24 meses. Estás invirtiendo en otras áreas de desarrollo. Además, seguramente en la zona podemos encontrar espacios como parques, centros cívicos, zonas comunitarias... donde los niños juegan, se relacionan y hay un adulto por niño que puede ir mediando las conductas típicas de las habilidades sociales de los primeros años. «Los niños quieren niños», pero a su debido momento. Los niños necesitan adultos y un ambiente tranquilo, controlado, donde se sientan atendidos.